Docteur P. LIAGRE

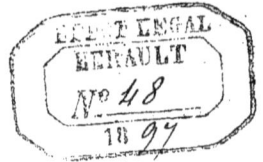

ÉTUDE SUR LE TRAITEMENT

DE

LA SYPHILIS

PAR LES INJECTIONS INTRA-MUSCULAIRES

DE SELS INSOLUBLES DE MERCURE

ET EN PARTICULIER DE CALOMEL

MONTPELLIER
IMPRIMERIE CENTRALE DU MIDI
(HAMELIN FRÈRES)
—
1897

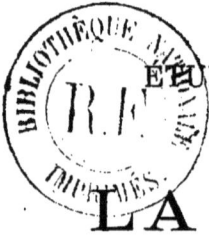

ÉTUDE SUR LE TRAITEMENT

DE

LA SYPHILIS

PAR LES INJECTIONS INTRA-MUSCULAIRES DE SELS INSOLUBLES

DE MERCURE

ET EN PARTICULIER DE CALOMEL

ÉTUDE SUR LE TRAITEMENT

DE

LA SYPHILIS

PAR LES INJECTIONS INTRA-MUSCULAIRES

DE SELS INSOLUBLES DE MERCURE

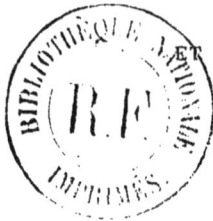

ET EN PARTICULIER DE CALOMEL

PAR

Pierre LIAGRE

Docteur en médecine

Aide d'anatomie à l'Ecole de médecine d'Alger
Ex-interne provisoire des hôpitaux d'Alger

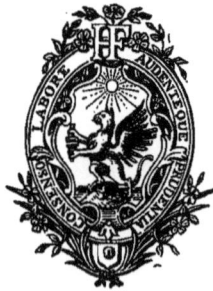

MONTPELLIER
IMPRIMERIE CENTRALE DU MIDI
(HAMELIN FRÈRES)
—
1897

MEIS ET AMICIS

P. LIAGRE.

A MES MAITRES

A MONSIEUR LE PROFESSEUR CARRIEU

A MON PRÉSIDENT DE THÈSE

MONSIEUR LE PROFESSEUR HAMELIN

P. LIAGRE.

INTRODUCTION

Après les retentissantes communications faites à Paris, en
1894, par des syphiligraphes les plus distingués sur l'emploi
des injections hypodermiques de calomel ou sels insolubles
de mercure dans le traitement de la syphilis, notre cher maî-
tre, M. le professeur Gémy, expérimenta cette méthode nouvelle en France.

Nous disons méthode nouvelle en France, car employée à
l'étranger, et surtout en Italie, depuis le mémoire du professeur Scarenzio (de Pavie) en 1864, elle ne fut acceptée par
les syphiligraphes français que dans ces dernières années,
sous l'impulsion de M. Jullien, qui en fut le principal vulga-
risateur.

Donc, dès 1895, presque tous les malades atteints de syphilis
entrant à la clinique de dermatologie et de syphiligraphie de
l'Ecole de médecine d'Alger, furent soumis principalement
aux injections intra-musculaires de calomel. Nous avons été
attaché à cette clinique pendant près de deux ans. Nous avons
suivi pas à pas l'application de ce traitement, sous la con-
duite de M. le professeur Gémy, qui, à la veille de notre fin
d'études, et alors que déjà près de sept cents injections avaient
été faites, voulut bien nous permettre, en nous basant sur les
observations de la clinique, de présenter comme thèse inau-

gurale des considérations et conclusions sur l'emploi des injections hypodermiques de sels insolubles de mercure dans le
traitement de la syphilis.

M. le professeur Gémy nous a donné l'idée de ce travail et
nous a guidé dans son accomplissement. Nous tenons à l'en
remercier ici et à lui dire combien nous lui sommes recon-
naissants de l'attachement et de la sympathie qu'il nous a
sans cesse témoignés. Nous avons un grand regret de le
quitter et de ne pouvoir bénéficier plus longtemps de son enseignement et de ses sages avis. Nous ne l'oublierons jamais.

Obéissant avec plaisir à une tradition respectée, nous adressons tous nos remerciements à tous nos maîtres de l'Ecole de
médecine et des hôpitaux d'Alger.

Que M. le professeur Trolard, dont nous avons été l'aide
d'anatomie, veuille bien croire à tout notre dévouement.

A Montpellier, nous avons pu apprécier l'enseignement
élevé de nos nouveaux maîtres. Nous leur adressons l'hom-
mage de toute notre gratitude.

Nous ne pourrons jamais assez témoigner à M. le professeur Carrieu les sentiments de vive reconnaissance que nous
lui gardons. Nous lui adressons tous nos sincères remer-
cîments pour la bienveillance dont il a toujours fait preuve à
notre égard.

Nous remercions aussi M. le professeur Hamelin de l'hon-
neur qu'il nous fait en présidant notre thèse, et de la bienveillance avec laquelle il nous a accueilli.

DIVISION DU SUJET

I. — Quelques notes d'histoire sur la méthode de Scarenzio.

II. — Technique opératoire des injections de sels insolubles de mercure à la clinique de dermatologie
et syphiligraphie d'Alger.

III. — Étude et discussion sur la valeur de ce mode de
traitement de la syphilis.

    Avantages.

    Inconvénients et dangers.

    Ce qu'il faut penser de l'emploi de cette mé-
thode.

    Indications et contre-indications

Conclusions.

Bibliographie depuis 1893.

ÉTUDE SUR LE TRAITEMENT

DE

LA SYPHILIS

PAR LES INJECTIONS INTRA-MUSCULAIRES
DE SELS INSOLUBLES DE MERCURE

ET EN PARTICULIER DE CALOMEL

I

Quelques notes d'historique sur le traitement de la syphilis par les injections hypodermiques de sels insolubles de mercure.

Plus de trois cent soixante-dix ouvrages écrits par plus de deux cent soixante-dix auteurs ont paru sur cette question. Il n'est pas dans notre idée de les analyser un à un, tel n'est pas le but de notre travail. D'ailleurs on trouvera un historique complet et fort bien fait dans les thèses de Sibilat, Paris, 1888 ; Cheminade, Bordeaux, 1890 ; Thérault, Paris, 1893 ; Eudlitz, Paris, 1893 ; Félix, Montpellier, 1896.

Nous voulons simplement donner les principaux faits, et dire quelles sont les principales modifications apportées dans la pratique de ce nouveau traitement.

Trois noms dominent cette histoire : Scarenzio, Smirnoff, Balzer.

Scarenzio, en 1864, assuré par les recherches de chimistes éminents de la transformation lente et progressive du calomel, en bichlorure de mercure, au contact des chlorures alcalins, préconisa l'emploi des injections hypodermiques de calomel comme traitement de la syphilis. Ce sel au contact des chlorures du sang devant se transformer en bichlorure.

Mais il injectait de trop fortes doses à la fois, et comme ses injections étaient sous-cutanées, à chacune d'elles faisait suite un abcès.

Aussi les expérimentateurs manquèrent-ils d'enthousiasme, et pour la plupart encore durent-ils abandonner cette méthode en raison de ses inconvénients.

Pourtant le principe était bon et séduisant : faire pénétrer dans l'organisme une forte dose de sel insoluble qui, ne se décomposant que lentement et progressivement au contact des chlorures alcalins contenus dans les tissus, en sel soluble, serait absorbée graduellement et serait suffisante pour combattre la maladie pendant un certain temps.

Mais les abcès et les intoxications montrèrent combien la pratique était défectueuse.

La méthode était presque tombée dans l'oubli, lorsqu'en 1883, Smirnoff, professeur à Helsingfors, en Finlande, fit une communication sur « les régions tolérantes » pour les injections.

Il donna la dépression rétro-trochantérienne dans la fesse, comme la région la plus tolérante où une injection de dix centigrammes de calomel pouvait être faite sans provoquer chaque fois un abcès, et donna le point précis où devait être pratiquée l'injection, c'est-à-dire exactement à trois centimètres en arrière du bord postérieur du grand trochanter. Il conseilla en même temps de n'injecter que dix centigrammes de calomel à la fois.

Des expériences furent tentées, et les abcès n'étaient plus

accusés que 35 fois sur 100, en observant les recommanda-
tions de Smirnoff.

Soffiantini préconisa les injections intra-musculaires.

Balzer, en 1887, contribua puissamment à vaincre la crainte
de la formation d'abcès en changeant la forme de l'injection
et en substituant à la glycérine, à l'eau et à la gomme ara-
bique, l'huile de vaseline qui est un véhicule excellent, supé-
rieurement fluide et antiseptique, non irritant, dans lequel la
suspension du calomel s'obtient d'une façon facile et absolument parfaite.

Avec ces dernières modifications, les abcès devinrent de
plus en plus rares, au point qu'aujourd'hui, en observant en
même temps une antisepsie des plus rigoureuses, Balzer
déclare n'avoir plus aucun abcès.

De plus, on diminua la quantité de calomel injecté et on la
réduisit à cinq centigrammes pour chaque injection.

Les abcès ne pouvant plus être considérés, et les intoxications hydrargyriques étant bien plus rares, des expériences
furent faites par tous les syphiligraphes. En France, sous
l'impulsion de Jullien, la méthode fut acceptée et étudiée.

Jullien, en 1889, fait une communication au Congrès de
dermatologie et syphiligraphie de Lyon; il reconnaît à la
méthode de Scarenzio la supériorité sur tous les autres modes
d'administration de mercure, la plus grande puissance curative et une grande valeur pour le diagnostic.

Thibierge donne le résultat de deux cents injections de
calomel et huile grise. Il préfère cette dernière, à cause des
phénomènes douloureux qui sont plus rarement déterminés.

Pour lui, les résultats thérapeutiques sont remarquables et
il conclut à l'adoption et à l'application méthodique de ce
nouveau mode de traitement contre toute syphilis.

Cependant quelques auteurs reconnaissent à la méthode de

Scarenzio des inconvénients et des dangers qui ne peuvent la faire accepter comme méthode courante.

Des observations de douleurs intolérables, de stomatites intenses, d'intoxication grave, amenant parfois la mort, sont publiées. Smirnoff a cité plusieurs cas de mort. Lewin rapporte deux cas d'intoxication aiguë. Renault donne des observations de stomatite intense.

Des discussions nombreuses ont eu lieu sur ce sujet dans les différents Congrès et surtout à la Société de dermatalogie et de syphiligraphie de Paris ; les uns voulant appliquer en principe les injections hypodermiques de sels de mercure, les autres citant une foule d'inconvénients et dangers de cette méthode, et, malgré son action curative puissante, ne l'employant que dans des cas exceptionnels.

La question n'est point encore résolue et la même division règne parmi les syphiligraphes français qui sont divisés en deux camps. Balzer, Galliot, Jullien, Feulard, Thibierge, l'érigent en méthode de choix.

Barthélemy, Fournier, Besnier, Mauriac, Portalier, Renault, Hallopeau, Du Castel, Verchère, en raison des accidentsdont elle est cause, la considèrent comme une méthode d'exception.

II

Procédé opératoire

Très brièvement, nous donnons ici la technique opératoire, telle qu'elle a été suivie par M. le professeur Gémy, à la Clinique de dermatologie et syphiligraphie d'Alger.

La formule de l'injection était la suivante :

    Huile d'olives pure . .   10 cent. cubes
    Calomel . . . .   50 centigrammes,

ce qui fait 5 centigrammes de calomel par centimètre cube.

Le calomel est du calomel à la vapeur finement et soigneusement porphyrisé.

Kopp et Harting, élèves de Neisser, ayant montré que l'huile d'olives était un excellent véhicule, celle-ci a été utilisée.

Comme instrument, une seringue de Pravaz, avec une aiguille longue de 6 cent., suffit.

Comme technique de l'injection elle-même, nous dirons seulement que toutes les injections ont été faites avec l'antisepsie la plus rigoureuse, à 6 centimètres de profondeur, en plein muscle, dans la partie de la fesse située en haut et en arrière du grand trochanter.

Chaque injection était de 5 centigrammes de calomel. Avant de la pratiquer, on prenait toujours la précaution d'agiter pendant cinq minutes et très vivement la formule employée, afin que la suspension du calomel dans l'huile d'olives fût parfaite.

Après chaque injection, les malades étaient tenus au repos, au lit, au moins un jour.

III

Étude et discussion sur la valeur de ce mode de traitement de la syphilis.

Nous avons dit dans les quelques mots d'histoire combien la question de l'emploi de la méthode de Scarenzio était encore discutée et combien différaient les opinions des syphiligraphes français, suivant que l'on consultait les communications faites par Balzer, Jullien, Feulard, etc., ou celles de Fournier, Portalier, Barthélemy, etc.

Devant ces appréciations absolument opposées on se trouve bien embarrassé et perplexe. Une étude approfondie de tous les avantages que l'on a reconnus à ce moyen thérapeutique, de tous les inconvénients qu'on a pu lui reprocher, est seule capable de nous permettre de nous faire un jugement. Aussi dans tout ce qui va suivre examinerons-nous et discuterons-nous les différentes propositions émises, nous appuyant le plus souvent possible sur nos expériences et observations personnelles et sur les relations fournies par les syphiligraphes éminents dans les différentes sociétés médicales.

Pour observer l'ordre dans cet exposé, nous étudierons dans un premier chapitre les avantages de la méthode ; dans un deuxième chapitre ses inconvénients et ses dangers.

Puis nous exposerons ce que nous croyons devoir penser de l'emploi de la méthode de Scarenzio. Nous donnerons ses indications et contre-indications; nos conclusions et un index bibliographique depuis 1893 termineront notre travail.

AVANTAGES

Certes les partisans des injections de sels insolubles de mercure leur ont reconnu un grand nombre d'avantages. Parmi ceux-ci les uns sont reconnus exacts, réels par tous ; d'autres, au contraire, sont bien moins facilement acceptés et très discutés.

I. *C'est une méthode simple, d'une application facile, commode, bon marché, excluant toute supercherie de la **part** des malades dans l'application du traitement.*

Si l'on accepte volontiers généralement ces différentes qualités du traitement par les injections, au moins faut-il reconnaître qu'elles n'ont point la même valeur sitôt que l'on considère ce mode thérapeutique employé à l'hôpital ou à la ville.

Oui, à l'hôpital le traitement a les différentes propriétés émises plus haut : la variété de malades auxquels nous avons affaire, pour des motifs quelconques, cherche souvent à éviter le traitement mercuriel et pour cela a recours à une foule de fraudes, de ruses très variées. Si la méthode par ingestion est employée, ils cacheront par exemple leurs pilules sous la langue, feront disparaître leurs liqueurs ; si ce sont les frictions, ils ne se conformeront nullement aux règlements qu'on leur a dit de suivre et se traiteront par conséquent très mal ; tandis qu'avec les injections toute supercherie est évitée. Une fois le mercure introduit dans les tissus, le malade ne peut plus lui-même se soustraire à l'absorption ou l'enrayer. Le médicament est dans l'organisme.

A la ville ces avantages perdent de leur valeur. Les malades qui viennent ordinairement à la consultation d'un praticien n'ont point de raison pour se soustraire au traitement. Ils viennent au contraire tous pour se faire traiter. Nous n'avons donc à craindre aucune supercherie de leur part.

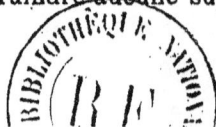

2

Les qualités de bon marché, de simplicité et de commodité reconnues aux injections dans leur emploi à l'hôpital n'existent plus. Le malade sera obligé de se déranger au moins un fois par semaine, de perdre un certain temps, cette perte de temps, les visites médicales et la pratique des injections, lui seront bien plus onéreuses que s'il suivait un des autres modes de traitement. De plus, si nous envisageons le moindre accident local que peuvent causer les injections, nous sommes obligés de reconnaître que la pratique des injections à la ville n'a plus les qualités qu'elle possède à l'hôpital. Elle le cède aux autres modes de traitement par frictions et surtout par ingestion. Quoi, en effet, de plus facile pour le malade que de prendre ses deux ou trois pilules ou cuillerées de liqueur. Aucune perte de temps, la plus grande simplicité et le bon marché.

Nous devons dire aussi qu'un malade astreint à venir chaque semaine chez son médecin se faire faire des injections, et en raison des considérations que nous avons émises, se lassera bien plus facilement et cessera son traitement, tandis que la méthode par ingestion n'aura point cet effet et que le malade continuera sans se lasser son traitement pendant très longtemps en se conformant aux prescriptions faites une seule fois par son médecin.

Nous acceptons volontiers que les injections nous rendront de grands services lorsque le secret médical devra être tout à fait conservé et lorsque nous nous trouverons en présence de certaines considérations spéciales et d'ordre intime. Pour ne donner qu'un exemple, nous citerons le cas rapporté par Eudlitz dans sa thèse où une femme mariée, ayant une syphilis ignorée du mari, put ainsi se faire traiter secrètement, sans éveiller jamais un soupçon qui n'aurait sans doute pas manqué, si elle avait été traitée par les autres méthodes qui, d'ailleurs, auraient été d'une application très difficile dans ce cas.

Pour celui qui veut le secret absolu, qui ne peut se soigner au dehors par les pilules, liqueurs ou frictions, les injections seules répondent à ces indications.

II. — *Avec la méthode de Scarenzio le dosage exact, mathématique du sel mercuriel administré est assuré. Son absorption est lente et certaine.*

La première partie de cette proposition est exacte. On sait d'une façon précise la quantité du mercure donnée au malade à chaque injection. En cela cette méthode est supérieure aux frictions et aux fumigations. Mais la méthode par ingestion ne lui est point inférieure à ce point de vue. Nous savons tout aussi exactement la quantité de mercure que nous donnons avec chaque pilule ou chaque cuillerée de liqueur.

La question de l'absorption certaine mérite d'être discutée. Si encore les injections sont en ce cas supérieures aux frictions et fumigations, la méthode stomacale a le même avantage.

On pourra nous objecter que déjà normalement une partie du mercure administrée par l'estomac est perdue dans l'intestin, surtout en cas de diarrhée, et qu'une autre est retenue par le foie.

Que, de plus, l'absorption se fera plus ou moins bien suivant le mode de préparation des pilules et l'état du tube digestif.

D'accord, mais il dépendra de nous de faire bien préparer les prescriptions que nous ferons, et de plus qu'importe qu'une partie soit perdue pourvu que la partie absorbée nous suffise? Et puis il nous est toujours permis d'augmenter les doses. Et avec les injections avons-nous plus de sûreté sur l'absorption ?

Il est vrai que si l'absorption se fait, elle se fait plus directement; elle ne passe pas par le tube digestif et le foie, elle est déversée directement dans la grande circulation. Nous introduisons dans les tissus une quantité exacte de mercure. Très bien mais savons-nous comment se fera l'absorption : se fera-t-elle en bloc, exposant ainsi nos malades à des accidents effroyables que nous étudierons longuement plus loin ; ou se fera-t-elle lentement ? Connaissons-nous la dose quotidienne absorbée ainsi ? Autant de questions auxquelles nous ne pouvons répondre par des données exactes. Nous sommes absolument livrés au hasard, et ce hasard nous sert parfois bien mal.

Nous devons encore ajouter que assez souvent l'injection est enkystée, entourée par un tissu scléreux se développant sous l'influence de l'inflammation qu'elle détermine ensuite, qu'elle peut être de par ce fait complètement isolée, et l'absorption du mercure qu'elle contient est absolument arrêtée. Une grande partie de l'agent actif que nous pensons agir contre les manifestations que nous voulons traiter, est ainsi rendue inactive.

III. — *Les voies digestives et la peau sont indemnes et respectées.*

Ces avantages sont indiscutables et donneront une certaine valeur à la méthode par injections surtout quand les voies digestives et la peau ont besoin d'être respectées.

Nous savons quels accidents déterminent du côté de la peau l'emploi des frictions : les dermites, les érythèmes quelquefois assez violents, les eczémas mercuriels.

La méthode stomacale en employant surtout le sublimé détermine chez les malades assez souvent des crises gastralgiques, des crampes ; c'est la gastralgie par le sublimé de Fournier, qui rapporte aussi qu'à Lourcine les malades avaient baptisé la liqueur de Van Swieten qu'on leur donnait à ingérer, du sobriquet de « casse-poitrine ».

Jullien, en 1889, au Congrès de Lyon, a appelé l'attention

sur la fréquence de la dilatation de l'estomac et des lésions du foie chez les syphilitiques traités par la voie stomacale.

Houlky-Bey a fait remarquer que l'injection jetait immédiatement l'agent actif dans le torrent circulatoire, au lieu que par la voie stomacale, cheminant à travers l'intestin, il lui faut par la veine porte arriver au foie dont la principale fonction est de retenir les métaux.

Mais certains auteurs, tels que Stehr, Rollet, ont vu des troubles gastriques, vomissements, diarrhées sanguinolentes après les injections. Balzer, expérimentant sur des animaux avec des injections de divers sels de mercure, aurait observé de véritables colites hémorragiques.

Morel-Lavallée, en 1896, a vu, chez un de ses clients, la colite douloureuse et persistante se produire trois ans de suite, deux mois ou plus après une série d'injections de calomel formant une dose totale de 10 centigrammes de ce sel.

Et Fournier conclut dans son livre, sur le traitement de la syphilis, que les injections ne réalisent qu'un bénéfice relatif et non absolu en ce qui concerne l'immunité gastro-intestinale.

IV.— *Cette méthode est douée d'effets thérapeutiques puissants. Elle prévient les poussées nouvelles et les récidives.*

Oui, c'est une méthode d'une grande puissance, agissant contre les manifestations syphilitiques les plus rebelles. De nombreux cas cités par des expérimentateurs, tels que : Scarenzio, Porta, Soffiantini, Watrazewski, Balzer, Feulard, Nicolich Jullien, Thibierge, Fournier, Morel-Lavallée, montrent surabondamment cet avantage.

Nous ne citerons que quelques cas et donnerons quelques observations personnelles.

Nicolich cite un malade traité vainement, depuis dix-huit mois, par quarante frictions, pour des plaques muqueuses du voile du palais et des ulcérations nasales, qui fut guéri par une seule injection de calomel.

Un malade de trente et un ans ayant le pharynx couvert d'ulcérations et n'ayant retiré aucun bénéfice des autres moyens de traitement mercuriel fut délivré par deux injections de calomel.

Jullien donne des guérisons, après seulement quelques injections, de lésions syphilitiques ulcéreuses rebelles. Un Espagnol, avec un placard ulcéro-gommeux sur la cuisse, datant depuis des mois, est guéri après deux injections.

Une Américaine ayant des gommes depuis deux ans sur les avant-bras, les mains et les jambes, est guérie par une seule injection, alors que tout autre traitement avait échoué.

Mendel donne plusieurs observations de laryngites tertiaires guéries très rapidement.

Portalier cite des cas de glossite tertiaire, de syphilis maligne, d'artérite cérébrale, de grosses syphilides végétantes de la face et des membres, d'iritis gommeuse grave guéries facilement (*Annales de Derm. et syphil.*, 1896).

Galezowski constate la possibilité de guérisons d'affections telles que choroïdites syphilitiques, névrite optique syphilitique, iritis gommeuses, alors que les autres méthodes restaient inactives.

Fournier signale :

1° Un cas de chancre énorme phagédénique de la langue, de 6 centimètres de diamètre antéro postérieur, sur 4 à 5 centimètres de large, dont l'aspect faisait hésiter le diagnostic entre épithéliome et glossite tertiaire. Traité par les injections de calomel, ce fut un coup de théâtre. Amélioration soudaine, puis guérison ;

2° Un cas de syphilis maligne précoce où vraiment le calomel a agi d'une façon particulière comme intensité et comme rapidité de résultats.

Il cite aussi des cas de glossites tertiaires, à forme scléreuse, ulcérative, où le traitement par injections de calomel fit merveille.

Il conclut que dans les syphilides linguales il n'est pas de traitement qui fasse ce que font les injections de calomel.

Nous-même nous pouvons citer les cas suivants :

Obsérvation I

Une nommée Rose T..., âgée de soixante-cinq ans, atteinte de périostite gommeuse et de gommes hypodermiques et musculaires à la jambe droite, entre à la clinique de dermatologie et syphiligraphie d'Alger le 3 novembre 1896. On la traite par les injections de calomel à la dose de 5 centigrammes, intra-musculaires, et à 6 centimètres de profondeur.

Le 5 novembre, première injection.— Le 12 novembre, deuxième injection.— Le 20 novembre, la cicatrisation est complète.

Observation II

Un nommé Larbi ben Ah., atteint de gomme du scrotum et du fourreau est guéri par deux injections de calomel.

Observation III

Le nommé Cheik ben Ahmed, journalier, vingt-quatre ans, entre à la clinique de syphiligraphie d'Alger, le 25 novembre 1896, pour gomme du pharynx avec destruction du voile du palais. On le soumet au traitement suivant, deux pilules de bichlorure à 0,01 chaque jour, et iodure de potassium à la dose de :

3 grammes du 26 novembre au 8 décembre.
6 grammes du 9 décembre au 26 décembre.
8 grammes du 26 décembre au 6 février.

Le 5 février, une iritis intense se déclare à l'œil droit. Violentes douleurs, photophobie, synéchies antérieures.

Devant ces manifestations intenses, on fait le 5 février une première injection de calomel de 5 centigrammes. Le 11 février, l'iritis a presque disparu. Une deuxième injection, pratiquée le 12, achève la guérison.

Observation IV

Plaques muqueuses ano-génitales coexistant avec des syphilides circinées et une roséole maculeuse confluente. — Guérison par les injections de calomel.

La nommée Ch... (Marie), couturière, vingt-trois ans, entre le 9 janvier 1897, salle Rollet, lit n° 10. Huit mois avant son entrée elle avait des plaques muqueuses et une roséole intense, mais ne peut donner aucun renseignement sur l'apparition de l'accident primitif. A son entrée, elle présente des plaques ano-génitales et buccales à forme hypertrophique, une roséole maculeuse en activité et des syphilides circinées siégeant principalement sur les épaules. Chacune de ces syphilides est caractérisée par une plaque du diamètre d'une pièce de cinq francs, limitée sur ses bords par des papules confluentes recouvertes d'une croûtelle jaunâtre, et dessinant dans leur ensemble des cercles ou des segments de cercle. Confluentes sur la partie supérieure des épaules, elles existent même sur le cuir chevelu et dans la région de la nuque. Alopécie très légère. On institue le traitement par les injections intra-musculaires à 5 centigrammes. Le 12 janvier première injection.

L'examen au spéculum révèle un vagin complètement recouvert de plaques muqueuses hypertrophiées, un col légèrement ulcéré; les plaques muqueuses existent aussi sur les grandes et les petites lèvres.

Le 21 janvier, deuxième injection. Le 26 du même mois, tous les placards circinés se sont affaissés, les papules ont presque totalement disparu, et la plupart des placards ne sont plus révélés que par une pigmentation brune-noirâtre. On continue le 28 janvier la troisième injection ; la guérison s'achève, mais une légère stomatite se déclare le 5 février, qui fait renvoyer à une date ultérieure une quatrième injection que l'on voulait lui donner.

Observation V

(Communiquée par M. Gaussel, interne des hôpitaux de Montpellier)

M... A... F..., ménagère, vingt-cinq ans, entrée le 22 août 1896, salle Achard-Espéronnier, n° 8.

Diagnostic : Hémiplégie droite, absolue, complète, totale, d'origine syphilitique. Aphasie.

Son mari est syphilitique, et a été traité. Elle, n'a jamais suivi de traitement spécifique.

Quelque temps avant son entrée et la maladie qu'elle présente elle avait eu une première attaque, légère, avec paralysie passagère.

Le 14 août elle tombe subitement, perd connaissance, est paralysée du côté droit et ne parle pas. M. le professeur agrégé Rauzier porte le diagnostic d'hémiplégie droite complète et totale avec aphasie motrice et sensitive ; la mimique est conservée. La syphilis étant en cause, on prescrit le traitement mercuriel, par les injections de calomel intra-musculaires.

Le 24 août, première injection de 3 centigrammes seulement de calomel. Pas d'accidents.

Le 28, la malade commence à remuer le bras et la jambe droite. Le 30 août et le 8 septembre, on fait une deuxième et troisième injection de calomel de 5 centigrammes.

L'aphasie sensitive s'atténue, la malade comprend les mots usuels ; l'aphasie motrice persiste. Les mouvements du côté paralysé sont plus étendus et plus sûrs. Le 16 septembre, quatrième injection. Le 17 septembre, la malade commence à marcher. Le 21 septembre, elle reconnaît les chiffres et dit « Bonjour, Monsieur ». Le 30 septembre, cinquième injection. La cécité verbale a complètement disparu. Le 15 octobre, sixième injection. Le 26, la malade très améliorée peut compter, parler et bien lire. L'état général est bon.

Ces diverses observations prouvent combien les injections agissent rapidement et combien elles nous seront d'un grand secours lorsqu'il nous faudra ne point perdre de temps dans le traitement contre des manifestations graves de la syphilis.

Les statistiques d'Heilmann, Lewin et Neisser prouvent que la disparition des manifestations syphilitiques se fait dans un temps beaucoup plus court, lorsqu'elles sont traitées par les injections, que si elles l'étaient par les autres méthodes.

Pour Heilmann la disparition des accidents a eu lieu en moyenne au bout de quarante-six jours avec les injections, cinquante et un avec les frictions, cinquante-six avec la méthode stomacale.

Lewin dit, qu'avant 1865, dix semaines étaient nécessaires avec les autres méthodes, tandis que quatre semaines suffisent avec les injections pour la guérison des manifestations.

Neisser donne une statistique portant sur 3,858 cas et arrive aux résultats suivants : 35 jours de traitement pour les frictions, 28 jours pour les sels solubles, 23 jours pour les injections de sels insolubles.

Mais, si nous avons reconnu les avantages de rapidité et d'intensité thérapeutiques de la méthode, nous devons ajouter que celle-ci n'agit point toujours, qu'elle a aussi ses défaillances et qu'elle ne conserve pas dans tous les cas ces qualités de puissance et d'intensité curatives. Les récidives et les poussées nouvelles s'observent aussi fréquemment. Nous allons passer en revue une série de faits et d'opinions qui prouveront la réalité de ces restrictions que nous faisons.

D'après Diday, la méthode aurait échoué contre des éruptions de première poussée. D'autres fois, d'après Neumann, il a fallu pratiquer jusqu'à treize injections, même dans des cas bénins, avant d'avoir un résultat. Finger, sur 39 cas, a eu 8 insuccès. Pour Mauriac, les bénéfices qu'on retire de la méthode semblent avoir été surfaits, il a obtenu de tout aussi beaux résultats avec les autres moyens curatifs de la syphilis.

Certains auteurs, Leloir, Tavernier, Du Castel, sont même allés jusqu'à dire que les injections provoquaient des poussées de plaques muqueuses buccales.

Mauriac dit qu'elle a moins de prise sur les formes ulcéreuses d'emblée, les impétigos, les ecthymas profonds et phagédéniques, les dermopathies cutanées ou muqueuses malignes.

Fournier cite les cas suivants de récidives et poussées nouvelles (*An. Derm.*, 1896).

1° Un malade affecté d'une syphilide papuleuse lichénoïde extraordinairement confluente est soumis à des injections de calomel. Il guérit rapidement et d'une façon tout à fait remarquable. Quinze jours après, il revient avec une iritis de forme grave, compliquée de deux gommes iriennes ;

2° Un autre malade guéri merveilleusement d'un chancre phagédénique énorme de la langue par les injections de calomel a été pris aussitôt la suspension de son traitement de trois syphilides linguales d'étendue et d'importance peu communes;

3° Un de ses clients de la ville, affecté de syphilide tuberculeuse disséminée, guéri par six injections de calomel. Cinq jours après la dernière injection, apparition d'une lésion gommeuse du voile du palais.

A. Renault donne le cas d'une femme qu'il soigna par des injections de calomel pour des syphilides papulo-squameuses très confluentes. Or, après la quatrième injection, iritis grave. L'éruption était peu diminuée.

G. Brouardel, en 1896, présente à la Société de dermatologie et de syphiligraphie un malade traité, dès le début de sa syphilis, par des injections de calomel et qui revient un mois après la dernière injection présentant des symptômes d'une glossite dépapillante. Pourtant, huit injections de 5 centigrammes de calomel avaient été pratiquées.

Nous donnons maintenant nos observations :

Observation VI

Akrib Ahmed Saïd, trente-deux ans, atteint de chancre syphilitique géant de l'angle péno-pubien, de la dimension d'une pièce de 5 francs, sur lequel se développent déjà des papules. Polyadénite inguinale double considérable. Syphilide papulo-squameuse d'une confluence extrême sur tout le corps. Céphalée intense. Traitement par les injections de calomel. Quatre injections sont pratiquées sans amener la moindre amélioration.

Observation VII

Syphilis tuberculeuse. — Gomme du voile du palais. — Traitée par les injections de calomel. — Récidive. — Nouvelles poussées.

Boudmar ben Aouda, vingt-neuf ans, jockey, entre pour la deuxième fois, le 11 août 1896, salle Ricord, n° 36, à la clinique de syphiligraphie. Il présente au coude gauche et à la partie supéro-interne du tibia droit, ainsi que dans le dos, des placards ulcérés constitués par des tubercules; au voile du palais, existe une ulcération avec perte de substance. Le diagnostic de syphilide tuberculeuse et de gomme du voile du palais est porté. Le traitement par les injections de calomel est institué. Première injection le 13 août, deuxième le 20 août, troisième le 27 août, quatrième le 3 septembre, cinquième le 10 septembre, sixième le 18 septembre 1896. Toutes les lésions étant guéries, le malade sort le 29 septembre 1896.

Troisième entrée. — Les mêmes lésions ayant reparu, le malade revient le 6 novembre. Traitement par les injections de calomel; le 6 novembre, septième injection; le 13 novembre, huitième injection. L'état des gencives laissant à désirer, le traitement est suspendu. Le 27 novembre, une stomatite intense se déclare.

Malgré ces injections de calomel, une nouvelle poussée de placards de syphilides tuberculeuses et ulcéreuses se montre sur les jambes, les bras, le dos. Mais ces lésions, quoique peu nombreuses, n'en sont pas moins, par endroits, de la dimension d'une pièce de cinq francs et même davantage.

Le 12 décembre, une iritis intense se déclare à l'œil droit.

Devant ces nouvelles poussées et devant la crainte des phénomènes hydrargyriques que pourraient produire les injections, on ordonne seulement des frictions quotidiennes à l'onguent napolitain; mais le mauvais état de la bouche persistant depuis la première stomatite fait renoncer à tout traitement général spécifique. On se contente du pansement local des lésions au Vigo et de l'administration de l'iodure de potassium à doses progressives à l'intérieur.

L'amélioration se fait très lentement; le malade n'était point guéri encore à la fin du mois d'avril.

Observation VIII

Chancre mixte du sillon. — Roséole discrète papuleuse. - Peu d'influence du
traitement par les injections de calomel.

Joseph G..., maçon, âgé de trente-deux ans, entre le 24 mars 1895
porteur d'un chancre syphilitique du sillon avec roséole papuleuse discrète.

Traitement par les injections de calomel suivant la méthode adoptée.
Première, 10 avril; deuxième, 27 avril; troisième, 27 mai; quatrième,
18 juin. Malgré ce traitement, au 1er juillet la syphilide papuleuse
produit encore des papules surtout à la face et au cuir chevelu. Les
plus anciennes ont généralement pâli.

En somme, le traitement par les injections au calomel n'a produit
que peu de résultats. Une cinquième injection est faite le six juillet.
Le malade, non guéri de ses manifestations cutanées, sort le 9
juillet.

Le 8 août, il vient nous voir, sans rentrer à l'hôpital, présentant
des manifestations nouvelles consistant en pustules d'ecthyma siégeant sur la partie antérieure des membres inférieurs, la partie externe des deux cuisses. Le groupement de ces dernières et l'infiltration des tissus sous-jacents font prévoir l'apparition prochaine de
lésions tuberculeuses, c'est-à-dire de manifestations tertiaires. On
fait la sixième injection de calomel et on donne 3 grammes d'iodure
de potassium. La langue présente une volumineuse plaque lisse, sur
toute sa face dorsale.

Le malade revient le 9 septembre et présente des syphilides papulo-
squameuses, confluentes aux fesses et sur le reste du corps, dissémi-
nées sur les membres ; grande différence avec l'état que présentait le
malade, il y a un mois. La septième injection est pratiquée. Le 21 octobre il est fait une huitième injection de calomel. Il y a quelque modification, mais quelques-unes des lésions sont encore en activité et
recouvertes de squames. Enfin, le 4 novembre, toutes les manifestations
sont cicatrisées. Le malade sort. On lui fait une neuvième injection.

Le 10 juillet 1896, il revient encore présentant une éruption en
pleine floraison avec les mêmes caractères qu'au moment de sa deuxième entrée. Il est traité la même façon que précédemment.

Observation IX

Chancre géant syphilitique du gland. — Roséole discrète généralisée

B. M..., trente-cinq ans, entre le 14 juin 1895, salle Ricord, n° 7.
Chancre géant syphylitique du sillon et du gland, de 4 centimètres de
long sur 6 centimètres de large. Pléiade ganglionnaire à droite et à
gauche. Roséole discrète généralisée.— Traitement par les injections
de calomel : première, le 18 juin ; légère stomatite, après cette première injection. Suspension de traitement. Deuxième injection, le 11
juillet. Au 18 juillet aucune modification, mais encore on constate des
plaques érosives sur la lèvre inférieure.

Observation X

Chancre syphilitique de la face à droite.— Injections d'oxyde jaune.— Apparition
de la roséole.— Inefficacité des injections.— Guérison par les frictions.

Louisa A..., dix-huit ans, entre, le 4 juillet 1895, salle Rollet, n°9.
Chancre syphilitique de la face à droite, volumineux ganglions sous-
maxillaires.— Traitement : injection d'oxyde jaune : première, le 14
juin, le 6 juillet ; deuxième injection oxyde jaune, le 18 juillet. Apparition de la roséole le 18 juillet. 25 juillet, les ganglions inguinaux
se prennent depuis l'apparition de la roséole ; troisième injection, le
18 septembre.

A partir du 23 septembre, les injections ne donnant aucun résultat,
on met la malade aux frictions. Elle sort le 7 octobre complètement
guérie.

Observation XI

Syphilide psoriasiforme. — Peu d'efficacité du traitement par les injections de
calomel.

Jules D..., vingt-sept ans, entre, le 25 juillet 1896, salle Ricord,
n° 24.

Accident primilif remonte au mois de janvier, traité efficacement
par le sirop de Gibert. Nous constatons des papules psoriasiformes

sur la poitrine, l'abdomen, les membres inférieurs et supérieurs, et sur le dos, de la dimension variant entre une lentille et une pièce de 20 centimes.

Toutes ces lésions sont en pleine efflorescence, d'une couleur caractéristique et desquament assez rapidement. Céphalée intense. Plaques muqueuses buccales. Traitement par les injections de calomel.

Première injection le 27 juin, deuxième injection le 4 juillet. On constate un affaissement et une décoloration sensible des lésions. Le malade sort le 28 août après huit injections de calomel. Les lésions ont pâli, mais n'ont pas complètement disparu.

2e *entrée*. — Il revient le 17 septembre. Les placards du dos sont encore indiqués par une pigmentation intense. Il existe des plaques muqueuses buccales.

Même traitement qu'antérieurement. Guérison.

En résumé, que nous faut-il penser en présence de toutes ces données? c'est que cette méthode n'a aucune propriété abortive ou jugulante, ainsi qu'ont voulu le dire certains auteurs. C'est une excellente méthode avec action puissante, mais ayant aussi ses défaillances. Cette puissance thérapeutique est, dans certains cas, supérieure à celle des autres médications.

Les récidives, les poussées nouvelles, se produisent bien souvent, malgré l'emploi même de huit et dix injections.

Ce n'est point une méthode à effets curatifs définitifs, et comme les autres médications mercurielles, elle demande à être employée à maintes et maintes reprises au cours des premières années de l'infection syphilitique.

V. — *Dans les cas de diagnostic hésitant les injections de sels insolubles rendent de très grands services et permettent dans les cas douteux d'obtenir un diagnostic rapide.*

Jullien, dans un mémoire, en 1892, au Congrès de chirurgie, exposait les avantages de la pratique de Scarenzio dans le traitement des lésions équivoques (*Du diagnostic rapide de la syphilis dans la détermination des indications opératoires*). Il conclut que le diagnostic thérapeutique de la syphilis est nettement décidé, en huit jours, par l'injection de calomel et que ça ne gêne en rien, en cas d'insuccès, à l'opération nécessaire et n'en complique pas les suites. Cet avantage est pour lui incontestable, lorsqu'il s'agit surtout de lésions linguales d'un diagnostic difficile qui « fait attendre le bistouri. »

Mauriac, dans son *Etude sur le traitement de la syphilis*, 1895, donne les deux cas suivants:

1° Un homme de quarante ans, portant, sur le côté gauche et le bout de la langue, une tuméfaction ovoïde du volume d'une noisette. Les régions sous-maxillaires sont pleines de ganglions. Diagnostic hésitant. Il pratique une injection de calomel le 14 novembre 1889. Le 21 novembre, le néoplasme est complètement affaissé et en voie de régression complète.

2° Chez une femme ayant une petite tumeur sur le bord gauche de la langue avec ganglions sous-maxillaires. Même résultat excellent après une injection de calomel.

Deux cas d'épithélioma de diagnostic incertain pour lesquels les injections de calomel n'ont ni retardé ni compromis l'intervention.

Soffiantini (de Milan) rapporte, eu 1896, plusieurs faits sur la valeur diagnostique de la méthode.

1° Chez un homme de cinquante-huit ans, une tuméfaction du sillon balano-préputial était regardée, comme un épithélioma du pénis, assez fréquent à cet âge. Deux injections de calomel en eurent raison et démontrèrent l'origine spécifique de la lésion.

Un major de l'armée italienne, porteur d'une tuméfaction

du bord gauche de la langue et la partie correspondante du plancher de la bouche. Guérison, mais un peu lente.

3° Une jeune fille de dix-neuf ans, qui avait à la face, au nez, à la lèvre supérieure, une forme diagnostiquée : lupus ulcéreux des joues, du nez et de la lèvre supérieure. Malade depuis neuf ans. Trois injections de calomel eurent raison de ces manifestations.

Un cas de Portalier où une lésion ulcéreuse ancienne de la lèvre inférieure et d'une partie du menton, qualifiée d'une façon presque formelle d'épithélioma, fut diagnostiquée syphilitique après l'emploi de deux injections de calomel qui en amenèrent la guérison.

Barthélemy, en 1896, à la Société de dermatologie et syphiligraphie, rapporte un cas intéressant à ce point de vue.

Un malade de Burlureaux, traité par Siredey, Sée, Potain, pour une forme scléreuse de tuberculose pulmonaire. Fièvre tous les soirs. Toux fréquente, crachats abondants, amaigrissement et cachexie rapides. Pendant que Besnier le soignait survinrent des nodosités frontales que Besnier diagnostiqua gommes syphilitiques.

Avec Burlureaux il injecta un tiers de seringue d'huile grise. Le résultat fut si rapide et si bon que l'on continua ce traitement. En moins de six mois tout avait disparu. Le malade avait repris des forces, des couleurs et de l'embonpoint ; il put reprendre ses travaux, et la guérison se maintient depuis plusieurs années. C'étaient donc certainement des lésions syphilitiques.

Nous pourrions encore citer des cas de Fournier et de bien d'autres.

Les exemples que nous venons de donner suffisent à prouver la valeur des injections de sels insolubles au point de vue du diagnostic.

Nous n'avons point trouvé d'observations où cette méthode

3

avait échoué en cas de diagnostic hésitant. Pourtant nous-même l'avons vue une fois dans ce cas, et nous donnons ci-dessous l'observation complète recueillie par M. Barrillon, interne du service.

Observation XII

A... (Joseph), âgé de trente-six ans, imprimeur, entre dans le service de la clinique de syphiligraphie et dermatologie d'Alger, salle Ricord, n° 33, le 9 janvier 1896.

Comme antécédents personnels, le malade aurait été traité, il y a douze ou quinze ans, salle Saint-Damien, à l'hôpital civil de Mustapha, pour des chancres simples et une blennorrhagie. Il rapporte que le diagnostic de ses chancres avait été un instant hésitant, et qu'on avait songé à une lésion syphilitique. Mais depuis il n'a jamais eu aucun accident.

Il présente, à son entrée, sur la lèvre supérieure à gauche de la partie médiane, une ulcération de la dimension d'une pièce de un franc, ronde, dominant la surface de la muqueuse, avec une base nettement indurée. Le fond de l'ulcération est couvert d'un enduit purulent diphtéroïde dont l'origine peut être ramenée à une infection secondaire, causée par les nombreux microbes de la cavité buccale.

Les ganglions sous-maxillaires, quoique n'étant pas très augmentés de volume, se sentent très bien par la palpation, et beaucoup plus à gauche.

L'accident aurait débuté, d'après ce que dit le malade, par un petit bouton de la grosseur d'un petit pois. On porte le diagnostic de chancre syphilitique, et on institue le traitement par les injections de calomel: la première est faite le 10 janvier 1897, la deuxième le 16, la troisième le 22, la quatrième le 30 janvier 1897. Il est obligé de sortir de l'hôpital à cette époque. Le 19 février, il revient à l'hôpital, sans avoir présenté de roséole, avec la même affection primitive, nullement modifiée, mais la lèvre s'est infiltrée dans toute son épaisseur. On pense un moment à l'épithélioma, en raison de l'aspect de la lésion et de l'inefficacité des injections de calomel. Mais l'âge du malade, son aspect, permettent d'écarter ce diagnostic. Et l'on porte le diagnostic d'infiltration gommeuse, tuberculeuse tertiaire, syphilitique, en faisant remonter l'affection, les accidents primitifs à la première entrée du malade, il y a douze ou quinze ans, à la salle Saint-Damien, quand il était porteur de chancres, qu'on avait diagnostiqués simples et qui étaient certainement syphilitiques.

D'ailleurs nous apprenons que la malade traitée à l'iodure de potassium a vu cette lésion s'améliorer de plus en plus.

Cette observation nous montre que les injections de calomel n'ont point agi contre une manifestation tertiaire et qu'elles peuvent, dans certains cas, ne point avoir la valeur diagnostique que nous leur reconnaissons plus haut, en citant les observations nombreuses de beaucoup de syphiligraphes.

INCONVÉNIENTS ET DANGERS DE LA MÉTHODE

I. *La douleur.* — Reconnue par tous, regardée même comme le principal inconvénient par les partisans les plus convaincus de la méthode de Scarenzio. On doit reconnaître deux ordres de phénomènes douloureux; la douleur, la piqûre, immédiate; la douleur tardive de l'injection se produisant ordinairement du deuxième au troisième jour de l'injection.

La première est légère, mais elle varie suivant les sujets et il faudra souvent compter avec elle, lorsque l'on devra traiter des sujets très pusillanimes impressionnables, névrosés, ou lorsqu'on aura affaire à des enfants.

Tropp cite le cas d'accès d'hystérie provoqués par l'emploi des injections insolubles, chez une jeune fille hystérique. Il fut obligé d'abandonner le traitement pour cette raison.

La deuxième douleur, la douleur tardive, apparaît du deuxième au troisième jour, c'est la « douleur des jours suivants »

(Fournier). Elle peut être aussi légère, mais dans certains cas elle peut acquérir une intensité extrême, insupportable, pouvant exciter des radiations névralgiformes très pénibles, dans les membres inférieurs. Ordinairement, elle ne persiste que quelques jours pour disparaître ensuite ; mais on l'a vue aussi persister pendant un an et plus, après l'injection.

Fournier cite une femme qui s'est tellement lamentée, récriée après chaque piqûre, qu'il a dû cesser le traitement hypodermique. Une autre jeune femme très nerveuse chez laquelle la première injection d'huile grise détermina une crise névralgique atroce, dans la fesse et le membre inférieur correspondant, crise qui dura toute la nuit avec une intensité douloureuse indescriptible. Une deuxième injection quinze jours plus tard détermina la même scène.

Jullien lui-même reconnaît des cas où la douleur et le gonflement de la région rendaient ce mode de traitement intolérable.

Dans une statistique de Verchère et Chastanet, sur soixante-sept observations, dix fois, tout le membre inférieur fut engourdi, avec des crampes très douloureuses, gênant la marche ; à tel point qu'on avait surnommé son service le « service des éclopés ».

Sibilat donne deux observations où les douleurs de ce genre persistaient encore, un an après l'injection. Mauriac en donne un autre exemple. Portalier dit que, dans douze cas, les malades durent garder le lit, plusieurs jours.

Dron (de Lyon) et Besnier concluent que c'est là une méthode, à cause de ses douleurs, à faire le vide dans un service. Et, en effet, combien de fois les malades ont-ils déserté les services pour se soustraire aux injections !

Quant à la fréquence de la douleur, nous allons pour nous en faire une idée passer en revue les différentes opinions.

Pour Mauriac, elle ne fait jamais défaut. Portalier donne la statistique suivante portant sur quatre cents cas :

12 fois c'est-à-dire 3 % la douleur a été littéralement insupportable.

72 fois c'est-à-dire 18 % elle a été vive ou très vive.

155 fois c'est-à-dire 38.7 % elle a été moyenne facilement tolérable.

149 fois c'est-à-dire 37.2 % elle a été légère.

12 fois c'est-à-dire 3 % elle a été nulle.

Cependant Morel-Lavallée, Verchère donnent des statistiques moins sévères. Il est un fait acquis, c'est qu'elle existe dans un très grand nombre de cas avec des degrés différents d'intensité. Notre ami M. Gaussel, interne des hôpitaux de Montpellier, nous communique les résultats suivants. Sur sept malades traités par les injections de calomel, cinq auraient eu une vive douleur ; sur sept malades traités par les injections d'huile grise, trois seulement auraient senti des douleurs seulement légères.

Pour donner une idée de la violence que peuvent acquérir ces douleurs, nous allons citer une observation de Mauriac qu'il relate dans son livre sur le traitement de la syphilis.

Observation XIII

Il s'agit d'un malade de quarante-cinq ans amputé de la cuisse gauche au tiers supérieur à la suite de blessures, en 1870, qui avait une première poussée de syphilide érythémo-papuleuse confluente qui ne cédait pas au protoiodure. Il prescrivit une injection de dix centigrammes de calomel. L'opération fut faite avec toutes les précautions voulues dans la fesse du côté droit. Formation d'un nodus volumineux et sensible avec impossibilité de se coucher sur le côté correspondant, de se lever et de marcher. Trois jours après, irradiations des plus pénibles tout le long du nerf sciatique depuis la région trochantérienne jusqu'à la plante des pieds, avec foyers algiques, dans la profondeur du mollet et vers la tête du péroné principalement. Cette sciatique très caractérisée, fort douloureuse, a duré pendant près de trois semaines. Le nodus a diminué très lentement. Pour surcroît d'infortune, salivation mercurielle abondante. Guérison de la syphilide mais sans rien d'extraordinaire comme rapidité ; récidive au bout d'un mois et demi.

II. — *Abcès, nodi, empâtement.* — Les abcès très fréquents au début ont considérablement diminué ; on n'en cite plus que de rares exemples, mais encore faut-il reconnaître que malgré toutes les règles d'antisepsie observées, ils peuvent encore se produire. Il est certain, d'autre part, que si la méthode d'injections hypodermiques était une pratique courante à la ville, on aurait plus souvent ces accidents à enregistrer, car dans ce cas il est bien souvent facile, malgré tout son bon vouloir, de faire une faute opératoire par défaut d'antisepsie.

On distingue deux sortes d'abcès : les uns septiques, les autres aseptiques, d'après Balzer. Les premiers nous sont connus, les seconds sont des foyers de « nécroses » liquéfiées, développés au sein des tissus sous l'influence des injections, sans microbes, à pseudo-pus couleur chocolat.

Les nodi sont des nodosités développées au sein des tissus, se produisant au niveau de l'injection même. Ordinairement peu volumineuses, elles disparaissent souvent très vite sans laisser trace de leur passage. D'autres fois, elles sont volumineuses, douloureuses, et développant une sensibilité singulière dans les endroits où elles siègent.

Chez une femme chez laquelle trente-cinq injections avaient été pratiquées dans le bras, Fournier trouva ce membre farci d'une légion de tumeurs avec une sensibilité douloureuse assez développée.

Fournier dit : pas d'injection sans nodus.

Ils constituent un réel danger, car ils peuvent s'enflammer et donner lieu à des collections purulentes.

Comme fréquence, les abcès septiques sont aujourd'hui très rares.

Lewin rapporte un seul abcès sur 700 cas.

Fournier 4 fois sur 400 cas.

Mais Barthélemy et Portalier ne signalent, dans leurs statistiques, aucun abcès.

III. — *Intoxication hydrargyrique. — Stomatite.* — Si la stomatite n'est pas plus fréquente avec la méthode de Scarenzio qu'avec les autres médications mercurielles, elle atteint pourtant des caractères de gravité et d'intensité extrêmes que nous n'obtenions point au même degré avec les autres modes de traitement.

Tandis qu'avec ces derniers nous pouvons arrêter à la moindre alerte l'administration du médicament, nous ne pouvons agir ainsi avec la méthode des injections. Le médicament est dans les tissus et à moins d'avoir recours à des méthodes sanglantes peu acceptables, nous ne pouvons en rien enrayer l'absorption de la quantité de mercure.

On distingue aussi une stomatite se produisant quelques heures après l'injection et une stomatite tardive ne survenant souvent que plus d'un mois après la dernière injection, comme le prouveront tout à l'heure les observations de M. A. Renault et les nôtres qui donneront des exemples de stomatites effrayantes.

Hallopeau cite le cas dans lequel une injection d'huile grise fut suivie d'une stomatite effroyable, qui se compliqua de glossite, de phlegmon de la face et de symptômes généraux graves.

Observation XIII

(D'après Renault, 1894)

A. M....., cuisinière, trente-quatre ans, entre le 21 juillet 1893 à l'hôpital Broca, n° 16, salle Fracastor.

Rien dans les antécédents personnels et héréditaires.

Présentant des syphilides papulo-squameuses et des plaques muqueuses vulvaires, elle fut traitée par M. de Beurmann par des injections d'huile grise. La dernière avait été faite du 10 au 15 juin.

La malade sortit le 17 juin, débarrassée de ses accidents, sans aucun accident local produit par les injections. Le 21 juillet , plus d'un mois après sa sortie, cette femme se présente avec une stomatite épouvantable. Face bouffie et violâtre, bouche entr'ouverte, lèvres tuméfiées, la salive s'écoule infecte, abondante sans cesse. On aperçoit sur les régions malades de vastes détritus blanchâtres, jaunâtres recouvrant les gencives, la langue, la muqueuse des joues. Impossible de manger; à peine quelques gorgées de lait sont-elles avalées, et encore avec grande souffrance. Parole inintelligible. Amaigrissement rapide. Faciès terreux. Difficulté de respirer. L'état moral est aussi atteint. Pas de sommeil. Les accidents durèrent à ce degré, huit à dix jours. Guérison le 1er septembre et sortie.

Observation XIV

(A. Renault, *Ann. derm. et syphil.*, février 1897)

Stomatite mercurielle intense survenue plus d'un mois après une dernière injection d'huile grise.— Hématémèses et melœnas. — Tuberculose pulmonaire.

C. R...., âgée de vingt-huit ans, entre à l'hôpital Broca, le 1er juillet 1896. Fille bien constituée. Antécédents héréditaires et personnnels : aucun signe de scrofulo-tuberculose.

En 1895, elle prend la syphilis et présente un chancre, des syphilides papulo-érosives confluentes à la vulve, papules aux mains, croûtelles au cuir chevelu, alopécie, syphilides palatines, amygdaliennes, céphalée violente, voix éteinte.

M. Le Pileur fait, en un mois, quatre injections d'huile grise. Résultat excellent. Après la quatrième injection, les accidents se sont complètement effacés et la voix est revenue.

La malade s'adresse alors au Dr Chéron à Saint-Lazare, qui fait, pendant un mois, une injection de calomel par semaine. Au cours de ce traitement, les ongles des doigts et des orteils se fendillent.

Elle retourne chez Le Pileur qui fait une nouvelle série d'injections d'huile grise, une par semaine, pendant quatre semaines, la dernière vers le 15 mai 1896. Résultat excellent, tout a disparu, la malade cesse tout traitement.

Le 1er juillet, C. R... accuse des douleurs très vives dans l'abdomen, douleurs, dit-elle, qui persistent depuis douze jours.

Le surlendemain, survient une métrorrhagie abondante accompagnée de gros caillots. La perte continue pendant quelques jours, et les douleurs se calment.

Le 4, c'est-à-dire plus d'un mois et demi après la dernière injection d'huile grise, la malade se plaint de souffrir de la bouche. En examinant la cavité buccale, on découvre des plaques d'un blanc grisâtre, multiples, tapissant les gencives, le voile du palais, la langue, et s'étendant même jusqu'à l'isthme du gosier; c'était le début d'une stomatite effroyable avec tous les caractères connus. Il y avait une telle constriction de mâchoires, que la malade pouvait à peine desserrer les dents.

La langue, collée contre le plancher de la bouche, était absolument immobile, d'où impossibilité d'articuler les mots et de communiquer ses impressions autrement que par des signes de détresse. Il était aisé de comprendre, aux contorsions du visage et à la position des mains appliquées le long des tempes, que des douleurs insupportables, nées de la gorge, s'irradiaient vers les oreilles.

Déglutition presque impossible, ne permettant à la malade d'avaler que quelques gorgées de lait avec la plus grande difficulté. Aussi l'amaigrissement et la faiblesse ne tardèrent-ils pas à prendre des proportions inquiétantes.

Pendant quinze jours, l'état persista à ce degré de gravité, malgré la médication la plus active.

C'est le 19 que la malade sentit une amélioration. Les mâchoires commencèrent à s'écarter un peu l'une de l'autre, la langue put se mouvoir légèrement et l'articulation de quelques mots s'accomplit; en même temps la salivation était moins abondante et l'état général meilleur.

L'examen de la cavité buccale, presque impossible auparavant, permettait de constater des détritus blancs-grisâtres, recouvrant la langue, le voile du palais, les amygdales et même le fond de la gorge.

Cet amendement de symptômes faisait espérer une guérison prochaine lorsque le lendemain, 20 juillet, C. R., qui les jours précédents avait déjà eu quelques hématémèses légères, éprouva des douleurs très vives dans l'estomac et les entrailles et remplit en allant à la garde-robe deux vases de sang. Le pouls devient misérable, la pâleur du visage est extrême : C. R. perd trois fois connaissance dans la même journée.

21.— Nouveau melœna moins abondant heureusement que la veille.

Les jours suivants, le sang ne reparaît plus dans les selles, la malade reprend quelques forces, en même temps que s'améliore l'état de la bouche, et que l'appétit renaît. Fâcheusement l'alimentation continue à être très difficile et partant insuffisante ; R. ne peut ingérer que du lait et des panades.

24. — Elle est prise de fièvre : la température s'élève le soir à 38°5 et atteint graduellement le 30 juillet le chiffre de 39°7. En même temps, sueurs profuses pendant la nuit, toux sèche, presque continuelle, amaigrissement prononcé. En auscultant la poitrine, on perçoit à droite et au sommet une expiration prolongée et légèrement soufflante. Pendant le mois d'août, les signes de la stomatite s'effacent peu à peu : la bouche se déterge, la salivation disparaît, la parole redevient facile. L'état général s'amende également, mais conservant ses lésions pulmonaires.

La malade, revue au mois de novembre, présente encore au sommet droit de petits craquements secs qui indiqueraient une tuberculose en puissance.

Observation XV

Syphilide varioliforme de Bazin. — Traitement par les injections de calomel. Stomatite très intense.

La nommée G... (Joséphine), Espagnole, âgée de dix-neuf ans, née à Alger, est envoyée à l'hôpital de Mustapha, le 27 septembre 1896, avec le diagnostic de variole. Mais, après l'interrogatoire de la malade, et un examen approfondi, ce diagnostic est modifié et on porte celui de syphilide varioliforme qui fait entrer la malade à la salle Rollet, lit n° 17, de la clinique dermatologique et de syphiligraphie, le 1er octobre 1896.

Voici les renseignements que nous fournit la malade :

Son père est mort âgé, sa mère bien portante a eu onze enfants dont cinq seulement survivent encore. Du côté des antécédents personnels, elle nous accuse une fièvre typhoïde à l'âge de douze ans.

Toujours bien réglée, elle a eu une enfant à quinze ans, morte de la variole à trois ans et demi, au mois de mai 1896.

Au mois d'avril de la même année, elle a fait une fausse couche de trois mois et demi. A cette même époque, elle quitta un Mahonnais qui vivait maritalement avec elle depuis cinq ans.

Elle profita de sa nouvelle liberté pour se départir de la sagesse qu'elle avait jusque-là observée. Aussi deux mois après environ, c'est-à-dire au mois de juin 1896, sans avoir remarqué rien d'anormal jusqu'alors, fut-elle prise de céphalalgie intense, en même temps que sur tout son corps se montrait une éruption papuleuse constituée, nous dit la malade, par une multitude de petits boutons saillants et de différentes dimensions suivant la partie du corps que l'on considérait. Le larynx était atteint.

L'aphonie était presque complète et la dysphagie très intense.

Uu docteur appelé la soigna avec des bains, des pastilles de chlorate de potasse et quelques potions sur la nature desquelles nous ne pouvons être renseignés.

Ce traitement suivi jusqu'en septembre 1896, sans amener aucun résultat et les lésions s'aggravant, la malade fait appeler un autre médecin qui, devant l'aspect de l'éruption et le léger degré de fièvre, porte le diagnostic de variole et fait entrer la malade à l'hopital le 27 septembre.

Le 28, M. le professeur Gémy, invité à l'examen, reconnaît la nature des lésions et porte le diagnostic de syphilide varioliforme, décrite par Bazin.

La malade présente sur tout le corps des lésions constituées par des papulo-vésicules et des papulo-pustules, les unes suppurant abondamment, les autres recouvertes de croûtes. Sauf la couleur qui est un peu plus cuivrée, elles ressemblent à s'y méprendre à la pustule variolique.

Confluentes à la face au point de rendre la malade méconnaissable, elles ne suppurent pas, sont couvertes de croûtes et ont toutes la même dimension, égale à une lentille.

L'abdomen est presque complètement respecté. Sur les membres inférieurs et supérieurs ainsi que le tronc, les papulo-pustules en s'unissant ont fourni d'assez larges placards qui atteignent parfois la dimension d'une pièce de deux francs.

Toutes les lésions ulcérées sont très douloureuses et empêchent tout repos à la malade. En même temps on constate un léger degré de fièvre. L'examen des organes génitaux fait constater à la fourchette un noyau dur, vestige probable de l'accident primitif; on donne un purgatif qui fait tomber cette fièvre et on institue le traitement anti-syphilitique par les pilules de bichlorure de mercure soixante centi-grammes, extrait mou de quinquina quatre-vingt-quinze centigram-mes, pour soixante pilules à prendre deux par jour.

Comme traitement local, on applique des compresses de cocaïne à 1/20 sur les lésions les plus douloureuses et on panse les autres au Vigo.

Dès le 11 octobre, la cicatrisation se fait rapidement. Les syphilides pustulo-ulcéreuses du dos se dessèchent.

14.— Les croûtes de la figure sont tombées. Sur les grands placards douloureux on supprime les compresses de cocaïne et on panse au Vigo et poudre de calomel.

20. — La cicatrisation des lésions est générale et complète.

5 novembre. — On substitue au traitement général par les pilules celui par les injections de calomel intra-musculaires, à six centimètres de profondeur. Les cicatrices sont de couleur rouge lie de vin, cui-vrées, plus blanches au centre qu'à la périphérie. A la face, elles sont lenticulaires, déprimées à leur centre et ressemblent aux cicatrices de la variole.

Sur les membres, les unes sont souples, lisses, d'autres déprimées, enfin la plupart révêtent le caractère hypertrophique.

L'état général de la malade est satisfaisant.

Et pas d'autres manifestations ne sont en voie de développement.

On fait la première injection le 5 novembre 1896, la deuxième le 12, la troisième le 19, la quatrième le 26, la cinquième le 3 décembre, la sixième le 10, la septième le 17, la huitième le 25, la neuvième le 31, la dixième le 7 janvier 1897, la onzième le 14.

A partir du 7 janvier, eu égard à la nature chéloïdique des cicatrices des membres, on donne du KI à la dose de deux grammes par jour.

Le 21 janvier il n'est point possible de continuer les injections de calomel, des manifestations d'hydrargyrisme intense se déclarent, caractérisées par des placards ulcéreux diphtéroïdes occupant les piliers de la luette, l'angle des mâchoires et les gençives.

La glossite est intense, la langue, très tuméfiée, occupe presque toute la cavité buccale et rend la déglutition très difficile.

L'haleine est très fétide, repoussante, visqueuse ; la salive très abondante, épaisse, s'écoule d'une façon continue et souille tout le lit de la malade.

Les joues à leur face interne et la langue sont le siège d'ulcérations gangréneuses, très douloureuses.

La face est bouffie. Les ganglions maxillaires sont engorgés, les dents sont respectées et on n'aperçoit pas de liseré gingival. Légère constipation.

L'appétit est conservé, mais la malade, à cause des lésions buccales qui rendent la mastication impossible, ne peut prendre que des liquides : lait, bouillon et œufs. On traite les plaques par des attouchements à la teinture d'iode, au glycéré tannique, des gargarismes à la décoction de pavot et des badigeonnages à la cocaïne.

Rien dans les urines ; la température s'élève, le soir, à 38° le 28, 29, 30, 31 janvier et 1er et 2 février, pour retomber ensuite à la normale. Ces phénomènes intenses restent stationnaires jusqu'au 1er février et inspirent quelque inquiétude. A partir de cette date, sous l'influence du traitement institué plus haut, ils s'amendent, et, au 19 février 1897, les lésions buccales et linguales s'étant quelque peu amendées, il est possible à la malade de prendre quelques aliments.

Au 2 février, il reste encore sur la langue quelques ulcérations qui empêchent le bon fonctionnement de l'organe et occasionnent un certain degré de zézaiement.

Observation XVI

Chancre syphilitique.— Traitement par les injections d'oxyde jaune.— Intoxication mercurielle sérieuse.

M... (Auguste), trente deux ans, a eu, dans les premiers jours de juin, un chancre syphilitique qui n'a pas été soigné et qui durait encore au moment de l'entrée à l'hôpital, le 23 septembre 1895, n° 24, salle Ricord.

A ce moment, le chancre était accompagné de plaques muqueuses buccales et génitales. On institua le traitement par les injections d'oxyde jaune. Première injection d'oxyde jaune le 24 septembre 1895.

Quatre jours après, le bord gingival s'ulcère sur une étendue de 2 millimètres, et cette stomatite, très douloureuse, rend la mastication difficile. Ces ulcérations sont touchées avec l'acide lactique dédoublé.

Huit jours après, la stomatite est calmée et le malade peut reprendre son régime ordinaire.

Deuxième injection le 22 octobre.

Entre temps, les manifestations syphilitiques ont disparu. Cependant, comme le traitement n'a été commencé que cinq mois après l'apparition du chancre, et comme la deuxième injection n'a pas été suivie d'accidents hydrargyriques, une troisième injection est pratiquée le 5 décembre.

Le 10 décembre, les phénomènes d'intoxication apparaissent avec une très grande intensité, et, en quelques jours, toute la muqueuse buccale et les gencives sont recouvertes d'un détritus blanchâtre, diphthéroïde, gangréneux, à odeur infecte.

Le malade ouvre difficilemect la bouche et ne peut se faire comprendre, tant la langue est volumineuse ; elle occupe toute la cavité buccale et est recouverte du même enduit gangréneux. La salivation est très abondante et le malade ne peut absolument pas se nourrir.

La température s'élève à 38 degrés.

Le traitement consiste en lavages très fréquents de la bouche à l'eau boriquée chaude, à l'eau de pavot.

En même temps, le malade prend de l'opiat soufré. Toute la muqueuse buccale est touchée au glycérolé tannique à 1/20.

La température, qui, dans les premiers jours, avait atteint 28°, est tombée rapidement à la normale.

Rien du côté des voies gastriques, mais le système nerveux paraît avoir été un peu influencé, car le malade s'est plaint de bouffées de chaleur qui montaient à la tête et étaient précédées de secousses générales.

A partir du 25 décembre, tous ces phénomènes étaient calmés et le malade revenait à son état normal.

Le malade sort le 30 janvier 1896, débarrassé de ses manifestations syphilitiques et hydrargyriques,

Nous voyons donc par ces conclusions que, loin de ne pas déterminer la stomatite mercurielle, cette méthode des injections peut donner à cette complication des caractères d'une intensité — excessive — et lui donner la forme de ce que M. Fournier appelle la *stomatite historique.*

Nous ferons remarquer, en outre, dans l'observation XV, combien le traitement simple par les pilules avait été efficace même contre cette syphilis varioliforme grave.

Institué le 28 septembre, on voit déjà au 11 octobre la cicatrisation se faire rapidement et être complète et générale le 20 octobre. Le traitement par les injections aurait-il agi plus rapidement ? Nous croyons bien difficilement, en ce cas, à une plus grande rapidité d'action.

Les observations de M. A. Renault nous démontrent quel grand danger courent encore les malades, malgré la suppression des injections.

Pendant plusieurs semaines encore, après cette suppression, des accidents hydrargyriques peuvent apparaître, et quelquefois avec une extrême gravité.

Mais ce n'est pas tout. Cette intoxication hydrargyrique peut être générale et aiguë et déterminer la mort. Les exemples en sont nombreux, et nous-même nous donnerons deux observations, dans lesquelles nous verrons deux malades succomber à l'intensité de l'intoxication produite par les injections de sels insolubles.

Lewin, en 1892, rapporte un cas où, après la sixième injection d'oxyde jaune 5 centigrammes. une jeune fille de vingt-cinq ans fut prise de douleurs abdominales, vomissements de masses verdâtres, de selles diarrhéique verdâtres aussi. Puis les évacuations devinrent sanguinolentes et une stomatite intense ulcéreuse se déclara.

Mauriac, à la Société de dermatologie et de syphiligraphie, 1896, donne l'exemple d'un malade traité par trois injections de calomel. Après la dernière, apparut une stomatite épouvantable, puis les membres devinrent très douloureux, les masses musculaires s'atrophièrent, et à l'heure actuelle, dit-il, la cachexie est si profonde, que la fin est proche.

Galezowski cite un cas aussi grave. Un malade soumis aux injections de mercure était pris à chaque injection de vomissements, diarrhées, maux de tête, son état général de santé s'était tellement aggravé, que sa vie était en danger.

Vogeler, dans le *Berliner Klinische Wochenschrift*, 1891, a réuni deux cas de mort à la suite de l'emploi d'injections mercurielles hypodermiques.

Les cas Smirnoff sont cités partout, ainsi que ceux de Du Castel, Kaposi, Hallopeau, Lukasiewicz et Lewin. Fournier a connaissance de deux cas semblables inédits.

Balzer signale une mort par phtisie pulmonaire, à la suite d'injections de sels insolubles.

Voici maintenant nos deux observations prises à la clinique de dermatologie et syphiligraphie d'Alger.

Observation XVII

Syphilides papulo-squameuses généralisées. — Syphilis maligne précoce. — Traitement par les injections d'oxyde jaune. — Intoxication hydrargyrique. — Mort.

La dame R... (Raphaële), âgée de trente-quatre ans, repasseuse, entre le 30 novembre 1895, salle Rollet, où elle occupe le lit n° 11. Pas d'antécédents.

Elle présente deux chancres, l'un siégeant sur la grande lèvre gauche, de la dimension d'une pièce d'un franc, l'autre à la fourchette, du volume d'une noisette. En même temps que de ces chancres, la malade est atteinte d'une éruption confluente polymorphe présentant les types suivants : sur la tête, la face, le front et à la limite du cuir chevelu, une éruption papuleuse, dont les éléments ont la dimension d'une grosse lentille et sont squameux, érodés, exulcérés, croûteux.

A la partie externe des sourcils et sur les bosses frontales, ces éléments se réunissent en un placard de la dimension, d'une pièce de un franc. Mêmes lésions sur le cou, la poitrine, le dos ; très confluentes aux jambes. Sur les membres inférieurs, traces de la roséole maculeuse. Aux parties génitales, les grandes lèvres et la peau environnantes sont le siège de papules hypertrophiques de grande dimension. Céphalée intense. Rien au cœur, aux poumons, ni du côté de l'appareil digestif. L'appétit est conservé.

On institue le traitement par les injections d'oxyde jaune, à cinq centigrammes.

Première injection le 2 décembre.

Le 8 décembre, des troubles gastriques commencent à se produire, le 15, des vomissements quotidiens et de la diarrhée viennent s'ajouter à ces premiers troubles.

La malade a, en même temps, une névralgie faciale intense.

La deuxième injection ne peut donc être faite, en raison des phénomènes qui dénoncent l'intoxication mercurielle.

A partir du 20 décembre, la situation s'aggrave, la température monte à 39°. Le 23, les troubles gastriques s'accentuent, l'appétit est nul. La température est toujours aussi élevée. A partir du 27 la malade délire, le pouls est à 160, la température à 39°. Le délire est tranquille le ventre est souple, la langue humide, les manifestations syphilitiques de la peau disparaissent avec rapidité.

Le 4 janvier 1896, la température est redevenue normale et la malade éprouve une amélioration sensible.

Cependant elle ne veut guère prendre de nourriture, en raison de l'état de son estomac.

Mais le 5 janvier la température remonte à 38°. L'amaigrissement est considérable. Le point de la fesse où a été faite l'injection ne présente ni nodosités, ni empâtement.

Le 29, 30, 31, la température reste à 38°. La malade est tranquille, mais se plaint toujours de l'estomac. La langue est comme elle a toujours été, bonne et humide. On constate une légère stomatite. L'éruption syphilitique a considérablement pâli.

Le 6 et 7 février, bien que la malade ait appétit, elle ne peut manger à cause de l'intolérance de son estomac qui se refuse à garder les aliments ingérés. Aussi, l'état général s'aggrave-t-il et la malade meurt le 10.

4

Observation XVII

Syphilides papuleuses confluentes. — Traitement par les injections de calomel. — Mort par abcès du foie suite d'intoxication hydrargyrique.

Le nommé S... (P...), vingt-quatre ans, entre à la clinique dermato-syphiligraphique, salle Ricord, lit n° 32, le 23 février 1897.

Rien aux poumons :

On constate, chez lui, une roséole confluente du thorax, des jambes, des bras, de la face, roséole papuleuse, papulo-squameuse dessinant une couronne très nette autour du front. Pas de plaques muqueuses buccales, une plaque scrotale. Le malade sourd-muet ne peut donner de renseignements sur l'accident primitif qui, par les caractères objectifs de la roséole, paraît remonter à cinq mois environ. Céphalée intense, douleurs musculaires.

Traitement. — Frictions mercurielles.

8 mai 1897. Le malade, de plus en plus affaibli, présente sur le corps des syphilides hypertrophiques rupioïdes, attestant de la gravité de l'infection, chacune d'elle prenant l'aspect de lésions tertiaires ; une entr'autres a atteint la paupière supérieure droite et a amené une perte de substance de la dimension d'une pièce de un franc.

Le malade, très indocile, a été mis aux injections de calomel la première le 8, la deuxième le 17 et la troisième le 24 avril. Dès la deuxième injection, il était atteint de diarrhée avec entérorrhagie. Ces phénomènes s'accentuant après la troisième injection, on suspend ce mode de traitement ; le malade est très amaigri et présente à l'auscultation des craquements dans tout le sommet droit.

Après la suppression du traitement, le malade, d'une indocilité absolue, refuse tout traitement tonique ou autre et demande sa sortie le 20 mai 1897, sa diarrhée et ses entérorrhagies ayant disparu.

Mais il revient à la clinique médicale le 4 juin, il y meurt trois jours après de : abcès du foie consécutif à une affection secondaire évidemment produite par l'entérite hydrargyrique, ainsi que le montre le résultat de l'autopsie.

Autopsie du cadavre, le 8 juin 1897. — Corps considérablement amaigri.

A l'ouverture des cavités internes, on constate dans le péritoine et la plèvre une certaine quantité de liquide supérieure à la quantité normale.

Foie. — Poids 1,600 grammes. Décoloration normale rouge brun à la partie antéro-supérieure, sur le lobe droit existe une saillie de la grosseur d'un œuf de pigeon ayant l'aspect d'une gomme, l'organe est incisé à ce niveau et l'incision conduit dans une vaste cavité occupant tout le lobe droit dans sa partie postérieure et remplie par 500 ou 600 grammes environ d'un pus grisâtre, mal lié, grumeleux. Le lobe droit est absolument intact.

Poumons. — Les deux plèvres sont adhérentes, surtout la plèvre droite, les sommets sont sains, à la coupe aucune lésion de tuberculose. Congestion hypostatique de deux bases.

Cœur. — Poids normal, un peu décoloré et graisseux. Valvules du cœur gauche tuméfiées et rougeâtres (aorte, orifices auriculo-ventriculaire). Rien aux orifices du cœur droit. Le cœur est rempli de caillots fibrineux dont quelques-uns ont un aspect puriforme.

Reins. — Rein droit, 140 grammes.

Rein gauche, 90 grammes ; à la coupe, lésions de néphrite parenchymateuse. Substance corticale décolorée, le rein se décortique facilement.

Estomac. — Rempli ainsi que l'intestin grêle par une substance semi-liquide, ayant la coloration de l'onguent napolitain. Après lavage, l'estomac présente des ulcérations noirâtres, peu profondes, siégeant au niveau de la grande courbure.

Intestin grêle. — Semble normal.

Gros intestin. — Tuniques fortement épaissies et vascularisées. La muqueuse porte des ulcérations superficielles, l'appendice est intact.

Des morceaux de l'estomac et du gros intestin, au niveau des ulcérations, ont été prélevés pour un examen microscopique ultérieur.

Nous avons recherché les modifications qui pouvaient survenir sur le trajet des piqûres au calomel dans la région rétro-trochantérienne.

Ces recherches ont été négatives. D'ailleurs, la dernière piqûre avait été faite le 24 avril, quarante-cinq jours avant la mort.

Les ulcérations de l'estomac et de l'intestin sont bien conformes à celles que l'on a décrites dans l'intoxication aiguë mercurielle.

Pilliet et Cathelineau les ont démontrées expérimentalement chez le chien.

Richardon (*Union médicale*, décembre 1896) les a aussi décrites.

Nous sommes donc en droit de conclure que ces ulcérations ont créé une porte d'entrée à l'infection, qui a déterminé au foie le grand abcès que nous avons rencontré, et que, ces ulcérations étant le fait de l'intoxication mercurielle s'étant manifestée chez notre malade par la diarrhée et des entérorrhagies, après la deuxième injection de calomel, c'est à l'emploi de ces injections qu'est due la cause de ce fatal résultat.

Nous n'en avons point encore fini avec tous les accidents causés par les injections de sels insolubles de mercure.

On a observé des phénomènes de collapsus, d'adynamie, des palpitations, des défaillances, des angoisses.

Des accidents graves du côté des reins peuvent se produire ; une albuminurie quelquefois très intense peut se déclarer.

Un malade de Du Castel, qui n'était pas albuminurique, traité pour une syphilis par six injections de calomel, mourut quelques mois après de néphrite albumineuse.

Klein, en 1893 (*Deutsche medical Wochenschrift*), parle d'un cocher mort albuminurique et cachectique après quinze injections d'huile grise.

D'un autre côté, des cas d'embolies sont signalés. Lesser cite trois cas d'embolies pulmonaires, Lewin (*Mercredi médical*, 1892) rapporte cinq observations d'embolies pulmonaires et deux cas de mort subite à la suite d'injections d'huile grise.

Le Pileur en a aussi observé. Chez une femme de Saint-Lazare et chez un de ses clients de la ville, il s'est produit à plusieurs reprises, presque immédiatement après les injections d'huile grise, des accès de dyspnée assez importants.

Nous arrêtons là notre étude des inconvénients et dangers des injections de sels mercuriels insolubles, laissant de côté ceux qui sont des raretés et trop douteux.

CE QU'IL FAUT PENSER DE LA MÉTHODE DE SCARENZIO

Nous venons de faire une étude approfondie de tous les avantages en même temps que de tous les inconvénients et dangers de la cure de la syphilis, par les injections hypodermiques de sels de mercure. Nous sommes donc dans de bonnes conditions pour juger cette méthode et tirer des conclusions sur son emploi. C'est ce que nous nous proposons de faire maintenant et nous dirons ce que l'on doit penser, d'après nous, de la méthode de Scarenzio.

Tout d'abord il faut reconnaître qu'elle est douée d'une activité et d'une puissance thérapeutique considérables, et les observations que nous avons données et citées le démontrent amplement. Elle constitue par conséquent une bonne ressource pour les syphilitiques gravement atteints, chez lesquels des organes importants seront menacés, et les voix digestives en mauvais état. Mais, malgré les avantages qu'elle peut présenter, il ne faut point l'ériger en méthode de choix, de principe, applicable à toute syphilis. Il ne faudra y avoir recours qu'en présence de certaines indications. C'est une méthode d'exceptions ou plutôt d'indications, comme le dit M. Fournier, dans la *Semaine médicale* du 30 juin 1895.

Pourquoi ne faut-il pas l'adopter comme devant être appliquée à tout syphilitique ? Les arguments ne manquent point, tout d'abord, suivant un principe de thérapeutique, la même méthode de traitement ne convient pas à tous les sujets. Et l'on sait combien pour faire une bonne thérapeutique, l'on doit tenir compte des indications fournies par la constitution des malades, l'état de leurs différents appareils, et sur celles ressortant de la qualité des symptômes et de la forme des maladies. De par ces seules considérations, nous pouvons dire déjà que la méthode de Scarenzio ne peut être employée dans tous les cas.

Voici, maintenant, un autre ordre d'arguments sur lesquels nous nous appuyons surtout pour expliquer les réserves que l'on doit faire sur l'emploi de cette méthode.

La douleur provoquée par les injections, surtout de calomel, reconnue par tous les syphiligraphes, est un des principaux écueils.

La statistique de Portalier est très instructive à cet égard, et nous montre que les phénomènes douloureux n'ont manqué que douze fois sur 400 cas, c'est-à-dire 3 pour 100, et que dans les autres cas, ils ont été parfois intolérables. Rappelons-nous aussi les exemples de Mauriac que nous avons cités.

Fournier regarde cette douleur comme le plus grand inconvénient à l'emploi de la méthode hypodermique qui la rend inapplicable surtout à la clientèle de la ville, mais aussi à l'hôpital, puisqu'elle fait dire à Besnier qu'elle fait déserter les services par la seule crainte qu'elle inspire aux malades.

Les nodi sont une menace continuelle. Ils peuvent s'enflammer à tout instant et peuvent être, comme l'a démontré Hallopeau, des foyers d'appel aux manifestations syphilitiques. Tel est le cas de ce soldat, au Tonkin qui reçut huit injections d'oxyde jaune qui laissèrent des nodi sur lesquels, huit mois après, se développèrent des gommes très tenaces.

En ville, l'application de ce traitement se heurte encore à bien de difficultés. Les malades ont leur travail, leurs occupations, ils doivent donc les interrompre, subir une assez grande perte de temps, pour venir chaque semaine recevoir leur injection. De plus, comme toute syphilis demande un long traitement on sera obligé de faire au malade plusieurs séries d'injections. Ces deux considérations diminuent de beaucoup la qualité de bon marché que l'on attribuait à cette méthode.

Ce qui le prouve, c'est que, comme le rapporte Fournier, bien des clients se plaignent « de cette exploitation », de cette pratique de médecins « qui tirent à la visite ». A citer aussi l'article suivant d'un journal politique : « Assez malins nos médecins fins de siècle. Ils sont en train pour guérir les infortunes de l'amour, d'inventer une méthode qui obligera leurs clients à de nombreuses visites. Moi, profane, je ne sais si ce traitement sera bon pour les malades, mais j'ose affirmer qu'il sera bon pour les médecins. »

Si le secret médical est même conservé, tout au moins dans certains cas, ces allées etvenues chez le médecin, l'apparition d'un accident quelconque produit par l'injection, pourra tout révéler.

Le défaut de réglementation de l'absorption n'est pas un des moindres arguments. En effet, une fois l'injection faite, nous ignorons absolument comment se fera l'absorption. Elle peut être lente, nulle, brusque et dans ce dernier cas, elle déterminera des accidents d'intoxication graves tels que ceux que nous avons étudiés. Nous ne sommes plus maîtres de l'injection, nous nous livrons entièrement au hasard qui nous sert parfois bien mal.

Il peut arriver aussi qu'un tissu inflammatoire, développé au contact de l'injection, enkyste cette dernière, l'isole et soustrait par conséquent une masse inconnue d'agent actif que nous croyons absorbé. De plus, ces kystes, ces nodi sont une continuelle menace d'intoxication, Augagneur nous cite le cas d'un malade chez lequel une injection s'étant enkystée, des accès de stomatite ulcéreuse se produisaient sous l'influence de chocs produits sur la fesse, et qui, à la suite d'une chute violente sur cette partie, eut une stomatite grave qui nécessita une opération sanglante des plus pénibles.

Supposons maintenant que des accidents d'intoxication se produisent. Que pouvons-nous faire ? Nous savons que nous avons une quantité de mercure assez considérable en contact avec l'organisme, quantité qui, en principe, devant être totalement absorbée, ne fera par conséquent qu'augmenter l'intoxication déjà produite. Nous ne pouvons plus supprimer ce foyer, à moins d'avoir recours, comme l'ont fait Augagneur et Vogeler, au raclage, grattage et extirpation d'une partie du grand fessier, moyen, il faut l'avouer, peu acceptable et peu recommandable, et qui doit être envisagé avec quelque appréhension.

Si une stomatite s'est produite, comme cela arrive souvent après la première ou la deuxième injection, nous voilà condamnés à ne plus agir contre la syphilis, qui peut être grave, à cause des phénomènes intenses qui ne manqueraient pas de se produire si l'on continua it la cure mercurielle. Dans ce cas, tout en voulant employer un moyen actif, puissant, nous nous sommes réduits à l'impuissance.

Les cas de mort, que nous avons cités à la suite d'intoxication par injections mercurielles, viennent encore pour une bonne part nous interdire l'emploi journalier, usuel, de cette méthode de traitement.

La durée des manifestations syphilitiques est abrégée, avec elle. C'est exact, mais pour une abréviation de dix jours tout au plus, comme le démontrent les statistiques, que de risques ne court-on pas ? A combien de dangers n'exposons-nous pas les malades?

Les récidives ont lieu tout aussi bien. De nouvelles poussées syphilitiques se produisent même pendant l'application des injections ; nous n'avons donc point à compter avec ces différents avantages.

Des accidents sérieux peuvent aussi apparaître, malgré l'emploi de cette méthode, témoins les observations de glossite tertiaire de Brouardel et d'iritis grave de Renault, qui se sont développées, malgré les injections de calomel.

Nous n'avons aucune garantie pour l'avenir, car il est démontré qu'il faut traiter actuellement une syphilis pendant les
premières années, et que jamais deux, quatre et même six
injections ne feront disparaître pour toujours les manifestations
d'une syphilis. Les qualités abortives et jugulantes dont on
avait doté la méthode en question sont de pures illusions.

En résumé, à cette méthode, nous pouvons appliquer le mot
de Sydenham « Remedia pejora morbo patimur », nous souf-
frons des remèdes qui sont presque des maux, mais néanmoins
nous pensons que c'est là une méthode qui pourra rendre des
services dans certains cas, et de par ce fait tout en la rejetant
comme méthode coûrante, usuelle, nous en ferons une méthode sinon d'exception, du moins d'indications que nous
allons examiner.

INDICATIONS ET CONTRE-INDICATIONS

Les avantages, les inconvénients, la technique de la méthode étaient les seuls points qui faisaient les frais de toutes
les discussions, lorsqu'en 1 889, au Congrès de Lyon, M. A.
Renault, et ensuite M. Fournier, à la Société de dermatologie et syphiligraphie, demandèrent aux syphiligraphes de
vouloir bien désormais étudier et débattre ce à quoi la méthode de Scarenzio pouvait être spécialement bonne, de pré-
ciser les cas auxquels elle conviendrait et notamment ceux
auxquels elle conviendrait mieux que tel ou tel traitement.
Leurs paroles furent écoutées, les indications de ce mode de
traitement allaient être établies.

Fournier, Mauriac, Galezowski, Jullien, Le Pileur arrivè-
rent aux conclusions suivantes que nous résumons ici.

La méthode doit être employée :

1° A la période secondaire dans les cas d'éruptions papulo-squameuses qui sont très rebelles aux autres modes de traitement ;

2° Chaque fois qu'il y aura indication à « aller vite », qu'un organe important sera menacé dans son existence et ses fonctions ;

3° Dans les cas où le diagnostic est hésitant et douteux et a une certaine importance à être fait ;

4° Dans les papulations exubérantes confluentes, dans les syphilides tuberculeuses, atrophiques, ulcéreuses ; dans la syphilis cérébrale, le phagédénisme chancreux, la syphilis maligne précoce ;

5° Dans les glossites tertiaires, les syphilides ulcéro-serpigineuses ;

6° Dans les cas de grossesse, alors que la mère a déjà fait des fausses couches relevant de la syphilis ;

7° Lorsque les autres méthodes auront échoué et que les fonctions des voies digestives et de la peau auront besoin d'être ménagées.

Galezowski, en thérapeutique oculaire, a retiré de grands avantages par l'emploi des injections dans les cas suivants :

a) Dans les iritis gommeuses graves, accompagnées d'oblitérations pupillaires ;

b) Dans les tumeurs gommeuses de la sclérotique, qui compromettent si rapidement l'existence de l'œil ;

c) Dans les névrites optiques syphilitiques ;

d) Dans les exostoses orbitaires, la paralysie musculaire des troisième et sixième paires.

Contre-indications. — La méthode de Scarenzio ne devra point être employée chez des enfants trop jeunes, des sujets impressionnables, nerveux.

Il y a contre-indication lorsqu'on aura affaire à des albumi-

nuriques, des diabétiques, des tuberculeux et des cachecti-
ques ou des cardiaques; chez les vieillards elles devront être
employées avec grande prudence.

CONCLUSIONS

I. — La méthode de Scarenzio ne doit être qu'une méthode d'indications spéciales.

II. — En raison de sa puissance et de son activité thérapeutiques, elle devra être employée chaque fois qu'une mercurialisation intensive s'imposera.

III. — Elle est contre-indiquée chaque fois que le cœur, le foie, le rein seront lésés et dans les cas où l'on se trouvera en présence d'un état général précaire.

BIBLIOGRAPHIE

Nous avons dressé un index bibliographique des publications parues sur le sujet qui nous occupe depuis 1893. Les thèses de Thérault et d'Eudlitz (Paris 1893) renferment une bibliographie complète des ouvrages antérieurs à cette année. Nous renvoyons à ces deux thèses pour tout ce qui a trait à la méthode hypodermique dans le traitement de la syphilis depuis l'origine de cette méthode jusqu'en 1893.

Année 1893

EUDLITZ. — Contribution à l'étude du traitement hypodermique de la syphilis par les sels mercuriels en général et par le sozoiodolate de mercure en particulier (Th. de Paris, 1893).

THÉRAULT. — L'huile grise dans le traitement de la syphilis (Th. de Paris, 1893).

JULLIEN — Diagnostic rapide de la syphilis dans la détermination des indications opératoires (Congrès de chirurgie, 1892). (Bulletin de la Société de Thérapeutique, 1893).

WOLLF. — Hypodermatic medication in syphilis (Times et Reg. Philad. 1893).

JUST-NAVARRE. — La Méthode de Scarenzio Smirnoff (Bulletin médical des dispensaires de Lyon, 1893).

SACAZE et MAGNOL. — Traitement de la syphilis cérébrale par les injections d'huile grise (Ann. de derm. et syph., année 1893, p. 942.

MASSINI. — Société médicale de Bâle (Corresp. Bleff für Schweizer Aerzte, 1893, p. 627).

DUCASTEL. — Revue générale de clinique et de Thérapeutique, 1893.

GRASSET. — Traitement de la syphilis cérébrale par l'huile grise (Rev. gén. de clin., 1893, p. 654).

ELSENBERG. — Gaz. lek. Warszawa, 1893, XIII, p. 453.

WATRASZEWSKI. — Przegl. lek. Krakow, 1893, XXXII, p. 177.

MANGANOTTI. — Cura della syphilide per mezzo delle injezzione intra-
    muscul. d'ossido idragallo die merc. di calomel, nell'oido di
    vaseline. (Gaz. Ital. des mal. vén., 1893, analyse d'Hayem.
    t. 41.

FOURNIER. — Traitement de la syphilis (Paris, 1893).

Année 1894

RENAULT. — Note pour servir à l'histoire du traitement de la syphilis
    par les injections de mercure insoluble. (Société française de
    derm. et syph. Séance du 12 avril 1894).

GYSELNICK. — Note sur le traitement de la syphilis par les injections
    intramusculaires de calomel (Archives de médecine belge,
    Bruxelles, 1894).

MAURIAC. — Sur le traitement de la syphilis par les injections mercu-
    rielles insolubles (Semaine médicale, 1894, p. 317).

AUGAGNEUR. — Les injections hypodermiques de subtances mercurielles
    dans le traitement de la syphilis (Société franç. de derm. et
    syph. Séance du 2 août à Lyon).

Idem in médecine moderne, Paris, 1894.

CLAESSEN. — Ueber die Behandlung der syphilis mit 50 0/0 oleum cine-
    reum (Therap. monatsch., Berlin, 1894).

JULLIEN. — Sur les injections mercurielles (Soc. fr. de dermat. et de
    syphil. Séance du 2 août 1894, à Lyon).

THIBIERGE. — Note sur les injections de préparations mercurielles
    insolubles et en particulier d'huile grise dans le traitement de
    la syphilis (Même société. Même séance).

DEUTSCH. — Der Einfluss der frichzeitigen Behandlung der syphilis auf
    das Nervensystem. (Arch. fur derm. und syph., 1894).

STOUKOWENKOFF. — Essai d'éclaircissement des principes du traite-
    ment de la syphilis par le mercure (Soc. fr. de derm. et syph.,
    Lyon, 2 août 1894).

MOULLIN. — De la stomatite mercurielle tardive (Th. de Paris, 1894).

LINDEN. — Ueber die Behandlung der Syphilis mit injectionen von ca-
    lomel und Salicylsaurem Quecksilber (Arch. f. Derm. und
    Syph., XXVII, 1894).

JULLIEN. — Des effets abortifs du traitement mercuriel intense et précoce sur l'évolution de la syphilis (Communication au congrès de Rome, 1894. — Soc. de Thérapeutique, séance du 23 mai 1894).

Brousse. — Sur un cas de syphilis cérébrale (Nouveau Montpellier médical, supplément, 1894).

Balzer. — Thérapeutique des maladies vénériennes (Paris, 1894).

Coffin. — Les différents modes d'administration du mercure dans la syphilis.

Lang. — Centralblatt für die gesaminte therapie (Heft I, 1894).

Année 1895

Bayet. — Le traitement de la syphilis par les injections sous cutanées de sels de mercure (Journal des maladies cutanées et syphilitiques, Paris, 1895).

Feulard. — Pratique courante des injections de calomel (Soc. fr. de derm. et syph. Séance du 14 novembre 1895).

Garofolo. — Contributo al trattamento della syphilide con le injezioni di mercurio metallico (Rome, 1895).

Nicolich — La cura della syphilide col methodo del prof. Scarenzio (Trieste, 1895).

Mendel. — Efficaité rapide de l'injection sous-cutanée de calomel dans la laryngite tertiaire (Soc. fr. de derm. et syph. Séance du 13 juin 1895).

Abadie. — Modifications à apporter au traitement général de la syphylis (Soc. fr. de derm. et syph., 18 avril 1895).

Verchère et Chastanet. — Des injections de calomel (Soc. fr. de derm. et syph., 12 décembre 1895).

Wolters. — Ueber die localen Veränderüngen nach intra muscularez injection ünloslicher Quecksilber Präparate (Arch. f. derm. ünd syph. XXXII, 1895).

Hirschberg. — Le traitement de la syphilis par les injections intramusculaires d'huile de calomel (Americ, med. Bull. mai 1895).

Soffiantini. — Sur l'efficacité rapide des injections intra-musculaires de calomel (Rif. med., juillet 1895).

Fournier. — Les céphalées syphiliques (Gazette médicale de Paris, juin 1895).

Nicolich. — La cura della sifilide col metodo del professor Scarenzio (Trieste, 1895).

A. RENAULT. — Ce qu'il faut penser, à l'heure actuelle, de la valeur des injections mercurielles dans le traitement de la syphilis (Journal des Praticiens, 14 décembre 1895).

CH. MAURIAC. — Technique et principales formules des injections hypodermiques (Journal des Praticiens, n° 12, 1895).

VIGIER. — Sur les huiles grises pour injections hypodermiques (Gaz. hebd., Paris, 13 avril 1895).

LEWIN. — Zwei weitere Fälle von intoxication nach der injection von inilöslichen Quecksilbersalzen.

Année 1896

WICKHAM. — Injection de calomel dans la syphilis (Presse médicale, 29 janvier 1896).

MANKIEWICZ. — Traitement de la syphilis par les injections mercurielles (Beit zur Dermat. Festschift, Lewin, 1896).

OMELTCHENKO.— De l'étiologie des abcès provoqués par les injections sous-cutanées de préparations mercurielles (En russe : Med. obozz. XLIV, p. 22).

LEPAÎTRE. — Les syphilis justiciables du traitement hypodermique (Th. de Paris, 1896).

FÉLIX. — Des injections de calomel dans le traitement de la syphilis (Th. de Montpellier, 1896).

RENAULT. — Étude critique sur la valeur des injections de mercure insoluble dans le traitement de la syphilis (Rev. gén. cl. et thèse, Paris, 1896).

LE PILEUR. — Des injections intramusculaires d'huile grise. (Société franc. de Dermat. et syph.) (Séance du 30 janvier 1896).

THIBIERGE. — Note sur les injections de préparations mercurielles insolubles dans le traitement de la syphilis. Des indications comparées du calomel et de l'huile grise et des indications générales des préparations insolubles (Même société, même séance).

THIBIERGE. — Traitement de la syphilis par les injections d'huile grise (Presse médicale du 26 février).

JULLIEN. — Les injections du calomel dans le traitement de la syphilis (Société française de Derm. et Syphil. (Séance du 30 janvier, 1896.) (Archives générales de médecine, mai 1896). (Revue internationale de thérap., mars 1896).

PORTALIER. — Contribution à l'étude du **traitement de la syphilis par les injections du calomel**. Exposé des résultats de 400 injections (Soc. fr. de Dermat. et syph.) (Séance du 27 février).

ABADIE. — Des injections sous-cutanées mercurielles dans le traitement de la syphilis (Même séance).

BARTHÉLEMY. — Traitement de la syphilis par les injections de préparations mercurielles insolubles et de préférence de calomel (Même séance).

HALLOPEAU. — Sur la valeur des injections hypodermiques dans le traitement de la syphilis (Soc. fran. de Derm. et syph. séance du 27 Février 1896).

GALEZOWSKI. — A propos de la discussion sur les injections hypodermiques mercurielles insolubles dans le traitement de la syphilis (Même séance).

G. THIBIERGE. — Les injections mercurielles dans le traitement de la syphilis. (Presse médicale, 17 octobre 1896).

GAUSSEL. — Valeur comparée des injections de calomel et d'huile grise (Montpellier médical, 1896.

BARREYRE. — Thèse Paris, 1897.

SCARENZIO. — Un coup d'œil rapide sur le traitement de la syphilis au moyen des injections de calomel.

A. RENAULT. — Nouvel exemple de stomatite intense et tardive compliquée d'hématémese et de melœnas à la suite d'injections de mercure insolubles, tuberculose pulmonaire finale.

A. FOURNIER. — Du choix d'un traitement mercuriel (Semaine médicale, 30 juillet, 1897).

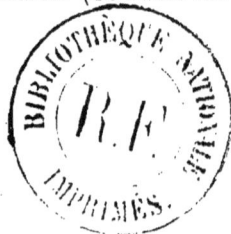

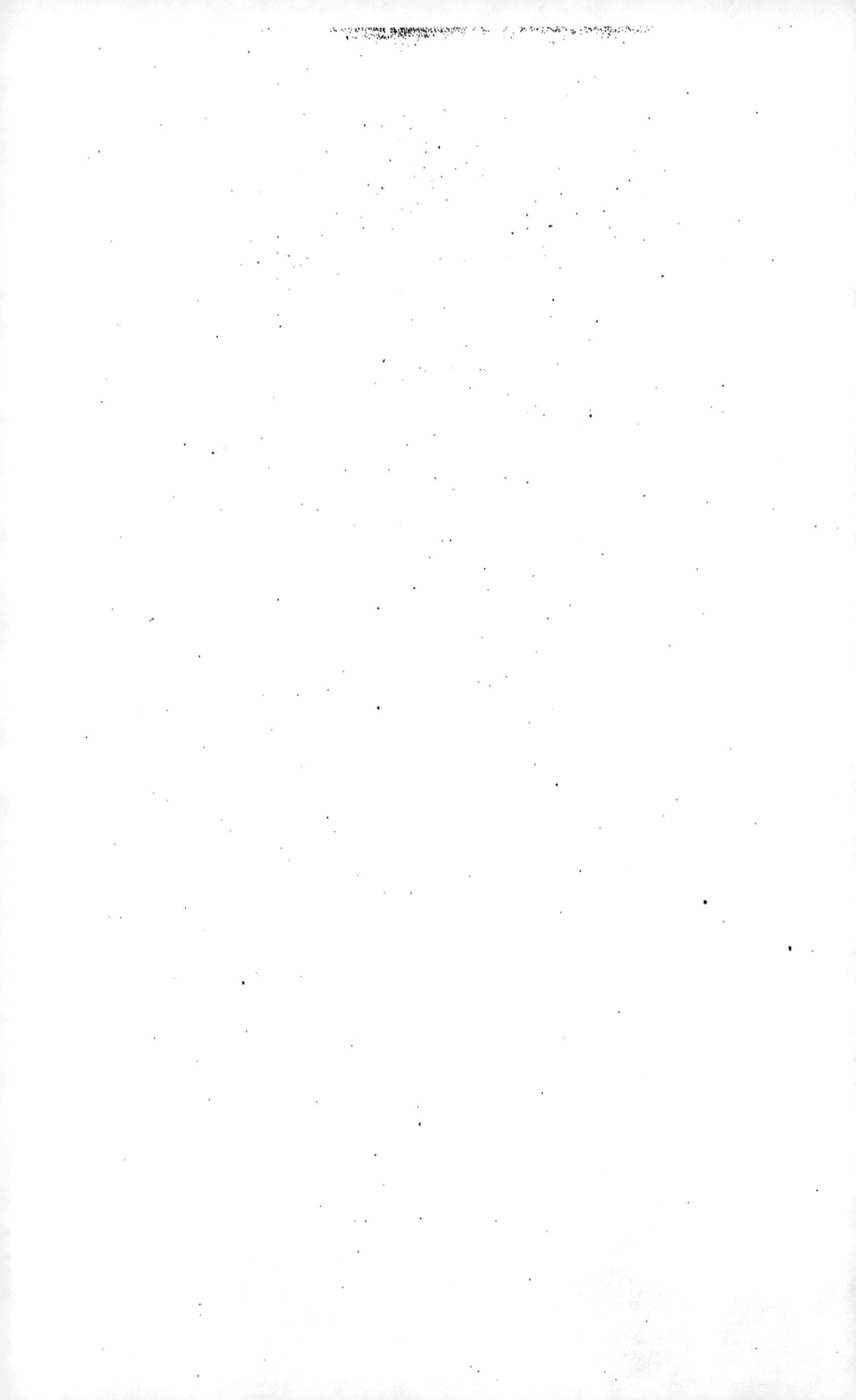

www.ingramcontent.com/pod-product-compliance
Lightning Source LLC
Chambersburg PA
CBHW070810210326
41520CB00011B/1896